W0084156

Über den Autor:

**Louis Blank**, Jahrgang 1937, wuchs in Manchester und London auf. 1955/6 leistete er seinen Wehrdienst in Kenia während des Mau-Mau-Aufstandes ab. Zunächst arbeitete er als Verkäufer und Geschäftsführer in der Schuhbranche. 1959 heiratete er seine Frau Sylvia. Seit 1965 war er als erfolgreicher Verkäufer für verschiedene Arbeitgeber auf Provisionsbasis tätig. Seine Frau bemerkte bereits 1980 erste Anzeichen für eine nachlassende Konzentrationsfähigkcit, aber die »Alzheimer-Krankheit« wurde erst 1990 endgültig bestätigt.

# Louis Blank

# ALZHEIMER
## GEGEN DAS VERGESSEN

Aus dem Englischen von
Manfred Braun

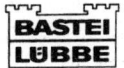

BASTEI-LÜBBE-TASCHENBUCH
Band 61448

Erste Auflage: April 2000

Sie finden uns im Internet unter
http://www.luebbe.de

Der Preis dieses Bandes versteht sich einschließlich
der gesetzlichen Mehrwertsteuer.

# Inhalt

*Widmung*

Ich widme dieses Buch meiner Frau, obwohl geschriebe-
ne Worte zu wenig sagen.


*Danksagung*

Der Autor dankt seiner Schwester Valerie für das Kor-
rekturlesen seines Buches. Er möchte auch dem Arvon
Centre und insbesondere David Almond für das Weisen
des richtigen Weges danken. Dieses Buch hätte ohne die
freundliche Unterstützung von Jean Jones und ihrem
Team in der Rochdale Library und deren umfassende
Hilfe bei meinen Nachforschungen niemals entstehen
können.

*Morbus Alzheimer*

»Eine unheilbare, degenerative Krankheit unbekannter
Ursache, die das zentrale Nervensystem beeinträchtigt.
Die Krankheit zeichnet sich durch Verwirrtheit, emotio-
nale Labilität und fortschreitende Demenz aus.«
*Webster's Dictionary*

»Eine Krankheit, die ich hatte.«
*Louis Blank*

# Anmerkungen des Autors

Nach der Genesung von meiner Krankheit veröffentlichte ich dieses Buch in einer kleinen Auflage. Ich hatte es selbst gebunden und schenkte es einigen engen Freunden und Verwandten. Als man mich bat, es der breiten Öffentlichkeit zugänglich zu machen, zögerte ich. Vielleicht hat die Behandlung, der ich mich unterzogen habe, bei anderen dieselbe Wirkung, die sie vermutlich bei mir hatte. Aber vielleicht auch nicht. Falls die Behandlung nicht wirkt, gibt das Buch einem Alzheimer-Kranken oder seinen Angehörigen falsche Hoffnung. Er liest mein Buch vielleicht wie ein Ertrinkender, der sich an einen Strohhalm klammert.

Ich entschied mich trotz allem für eine Veröffentlichung. Als mir die Diagnose Alzheimer gestellt wurde, fiel ich in ein dunkles Loch der totalen Verzweiflung. Ich suchte nach Hoffnung und Trost in Büchern, aber ich fand keines von beiden. Jede noch so kleine Hoffnung, trügerisch oder erfolgversprechend, wäre mir willkommen gewesen und hätte mich ein wenig aufgerichtet.

Wenn das vorliegende Buch einen Kranken oder dessen Betreuer für kurze Zeit aufrichten kann, sehe ich das als Belohnung für die investierte Arbeit. Und wenn sich ein Ertrinkender an einen Strohhalm klammert, werde ich der letzte sein, der ihm diesen wegnimmt.

Drei Ärzte stellten bei drei verschiedenen Untersuchungen dem Autor die Diagnose Alzheimer. Dies ist die Geschichte seiner Heilung.

Die Ehefrau und die Tochter des Autors haben Abschnitte des Buches während seiner hoffnungslosesten Krankheitsphasen geschrieben. Diese Teile sind im Buch als solche gekennzeichnet.

Die verschiedenen Autoren haben kleine Details geändert oder Ereignisse in anderer Reihenfolge erzählt, um einen leichteren Erzählfluß zu erreichen. Alle Fakten entsprechen aber der Wahrheit. Der Autor hat unter Umständen Dialoge entscheidend geändert, ohne dies gewollt zu haben. Wer kann sich noch an den genauen Wortlaut von Gesprächen erinnern, die vor Monaten geführt wurden? Auch können Ereignisse wegen des krankheitsbedingten Gedächtnisverlustes vergessen worden sein.

Eigentlich weiß jeder, daß es zur Zeit keine Heilung von Morbus Alzheimer gibt – aber der Autor weiß es besser.

# Vorwort

Die Lektüre dieses Buches von Louis Blank lohnt sich! Es ist leicht zu lesen und enthält außer den Erfahrungen und Erlebnissen von Louis eine Reihe nützlicher Informationen. Ich kenne Louis Blank schon einige Zeit und ich kann nur sagen, daß er ein ehrlicher und aufrichtiger Mann ist.

Die Alzheimersche Krankheit ist keine angenehme Krankheit. Besonders für die Angehörigen und die betreuenden Personen ist es schwer, denn sie lieben diesen Menschen und sie können nichts tun, nur zusehen. Gibt es Heilungschancen? Ich weiß es nicht. Auch Louis Blank behauptet nicht, daß sein Rezept bei jedem wirkt. Er glaubt fest daran, daß er aus eigenen Kräften genesen ist, und dieses Buch beschreibt seine Therapie.

Ich stimme der Grundaussage zu und muß eingestehen, daß in seiner Beweisführung ein logischer Kern steckt.

Lesen Sie dieses Buch. Ich empfehle es Ihnen. Es ist sehr interessant und es ist informativ. Es kann eine Hilfe sein für Betroffene und für Angehörige, denn wo noch Leben ist, ist mit Sicherheit auch Hoffnung.

Ich wünsche Louis Blank alles Gute und seinem Buch viel Erfolg.

*Sir Cyril Smith, OBE*

# *Prolog*

Ich stieg in die Bremsen und mein Volvo 740 kam noch rechtzeitig zum Stehen, bevor er gegen das Garagentor fuhr. Normalerweise wäre ich jetzt schon in der Garage, aber der Garagentoröffner hatte nicht funktioniert, als ich die Fernbedienung betätigte.

Ich wollte eben aussteigen und das Tor von Hand öffnen, als das Tor plötzlich nach oben schwenkte. Es stieß gegen die vordere Stoßstange und blieb hängen. Ich setzte mit dem Wagen zurück, und das Tor öffnete sich, etwas langsamer als sonst. Ich fuhr in die Garage.

Ich untersuchte den Mechanismus, doch er schien einwandfrei zu funktionieren, wenn das Tor offen war. Erst als ich es von außen schließen wollte, sah ich die kleinen Kratzspuren: Jemand hatte versucht, das Schloß aufzubrechen.

Ich warf einen Blick auf die übrigen Garagentore im Untergeschoß und bemerkte, daß einige aufgebrochen worden waren. Ich schaltete den Öffnungsmechanismus wieder ein, und er funktionierte so tadellos wie vorher. Ich war erleichtert, daß meine Sicherheitsvorkehrungen am Garagentor den Dieb abgehalten hatten.

Ich hatte die Fernbedienung am Garagentor einige Jahre zuvor bei unserem Einzug in dieses Hochhaus angebracht. Es ist eine simple Vorrichtung aus zwei Teilen. Das eine Teil bastelte ich mir aus einer Zylinderspule eines Autos, die eine Feder am Schloß des Garagentors auslöst, das andere ist die Fernbedienung in meinem Auto. Die baute ich aus ein paar alten Elektronikteilen aus einer Kiste in meiner Werkstatt zusammen. Die Sicherheitseinrichtung ist etwas komplizierter, war aber die Zeit wert, die ich auf ihre Konstruktion verwendete. Bereits mehrere Male hatten Einbrecher und Vandalen die Garagen heimgesucht, und die Polizei schien bei der Bekämpfung recht hilflos. Glücklicherweise war es aber bisher keinem Einbrecher gelungen, meine Garage aufzubrechen.

Ich prüfte gerade, ob bei Betätigung der Fernbedienung die Garage richtig schloß, als eine Stimme hinter mir sagte: »Zumindest haben sie deine nicht angerührt. Meine Garage haben sie aufgebrochen, aber zum Glück stand mein Auto nicht drin. Aber ich glaube, sie haben ein paar von Dons alten Platten mitgehen lassen.«

Ich drehte mich um und sah einen Fremden, der verärgert das aufgebrochene Schloß an der Nachbargarage betrachtete. »An meiner Garage hat sich schon jemand zu schaffen gemacht«, erwiderte ich. »Aber es ist ihm nicht gelungen, das Schloß aufzubrechen.«

Ich wollte gerade den Sicherheitsmechanismus erklären, den ich eingebaut hatte, überlegte es mir jedoch anders. Immerhin könnte der Fremde der Einbrecher sein. Möglicherweise gehört ihm die Nachbargarage gar nicht. Ich beschloß, auf ihn einzugehen. Vielleicht machte er sich dann von allein davon. »War in deiner Garage irgend etwas, für das sich ein Einbruch gelohnt hätte?« fragte ich ihn.

»Na ja, da gibt's eine alte Werkzeugkiste und einen Wagenheber und noch eine Menge Krimskrams, aber das rührten sie nicht an. Übrigens fällt mir gerade wieder etwas ein ...« Er lief wieder in seine Garage und brachte einen kleinen roten Kasten mit zwei Drähten mit. »Da hast du dein Batterieladegerät wieder«, sagte er und gab ihn mir. »Wenn sie es mitgenommen hätten, hätte ich wohl ein neues kaufen müssen. Es hat übrigens gute Dienste geleistet; aber nachdem meine Batterie jetzt in Ordnung ist, brauche ich es nicht mehr.«

Ich nahm das Batterieladegerät automatisch entgegen, als er es mir gab. Ich hatte den Kasten vorher noch nie gesehen und überlegte, ob er mich vielleicht ablenken wollte. Er machte nicht den Eindruck eines Einbrechers, und die Tatsache, daß er mir dieses Batterieladegerät wiedergab, bestätigte dies vermutlich. Es sei denn natürlich, er bluffte.

Ich wollte gehen, aber er hielt mich zurück. »Gute Nachrichten von Colin!«

»Wie bitte?«

»Ich sagte, gute Nachrichten von Colin. Er wird nächste Woche entlassen.«

Ich überlegte, wer wohl dieser Colin war und wo er entlassen wurde. Vielleicht aus dem Gefängnis? Vielleicht war er der Komplize des Fremden.

Ich überlegte auch, wer dieser Don war, den er vorher erwähnt hatte. Ich kannte niemanden mit diesem Namen.

»Ja«, erwiderte ich ihm. »Das sind wirklich gute Nachrichten. Jetzt muß ich aber gehen, bis bald.«

Beim Weggehen rief er mir noch nach: »Also bis bald, Louis. Paß auf dich auf.«

»Das ist aber merkwürdig«, dachte ich mir. »Woher kennt er meinen Namen?«

Ich wollte später darüber nachdenken und eilte zum Aufzug des Hochhauses, dessen Türen sich fast vor meiner Nase geschlossen hätten. Drei Personen stiegen im Erdgeschoß ein, ein älteres Paar und eine junge Frau, etwa Anfang Dreißig.

Der Mann nickte mir zu, so als ob er mich kennen würde, also nickte ich zurück. Ich war mir sicher, daß ich ihn vorher noch nie gesehen hatte, aber seine Frau kannte mich anscheinend auch. Das passierte mir in letzter Zeit öfters: Fremde Leute nickten mir zu, lächelten und redeten mich sogar mit Namen an.

»Gute Nachrichten von Colin«, sagte der Mann. »Zeitweise dachte ich schon, er würde es nicht schaffen, aber anscheinend ist er fast genesen.«

»Ja«, sagte ich. Ich überlegte erneut, wer Colin war. Der Mann dachte anscheinend, ich wüßte alles über Colin, also ging ich auf das Spiel ein: »Ich habe auch nicht geglaubt, daß er es schaffen würde.« Ich fragte mich, was Colin überhaupt geschafft hatte.

Die Frau des Mannes redete jetzt mit mir, aber ich schenkte ihr keine Aufmerksamkeit. Ich betrachtete den Gegenstand, den ich in der Hand hielt.

Es war ein kleiner roter Kasten mit zwei Drähten daran. Ich wußte, wozu der Kasten diente und wie er funktionierte, aber mir fiel in diesem Moment einfach nicht ein, wie man ihn nannte. Der Name war mir entfallen.

Gleich würde ich darauf kommen, es lag mir auf der, na, auf diesem Dingsda. Sie wissen schon, dieses weiche, bewegliche Teil im Mund.

Anscheinend habe ich diesen Kasten irgendwo mitgenommen. Wenn der Aufzug leer gewesen wäre, hätte ich ihn auf den Boden stellen und zurücklassen können, aber in der momentanen Situation fiel mir nichts Besseres ein, als die Drähte aufzurollen und in meiner Hand zu verbergen, so daß sie nicht auffielen. Wenn ich den Kasten versehentlich irgendwo mitgenommen hatte, wollte ich ihn lieber loswerden, bevor es irgend jemand merkte. Die junge Frau unterbrach meinen Gedankengang und sagte etwas zu mir. Ich tat so, als hätte ich sie nicht gehört. Aber sie sprach lauter, so daß ich aufblicken mußte, um nicht unfreundlich zu erscheinen.

Sie lächelte und begrüßte mich: »Hallo. Warst du beim Einkaufen?«

Ich versuchte schuldbewußt, den Kasten hinter meinem Rücken zu verbergen, murmelte etwas Unverständliches und blickte zu Boden. Ich empfand es als unangenehm, wie sie mich anstarrte.

In meiner Jugend wäre es einer Frau nie eingefallen, einen fremden Mann anzusprechen, bevor er ihr nicht vorgestellt worden war. Ich schielte mit gerunzelter Stirn nach ihr und stellte fest, daß sie mir offen ins Gesicht blickte. Sie öffnete ihren Mund, um etwas zu sagen, und ich täuschte einen Hustenanfall vor, um ihr zuvorzukommen. Ich wollte im Aufzug kein Geplänkel mit einer jungen Frau anfangen.

Das Paar stieg im neunten Stock aus, und ich war mit der jungen Frau allein im Aufzug. Sie sah mich jetzt unverwandt mit einem seltsamen Ausdruck in ihren Augen an.

Glücklicherweise wohnte ich im elften Stock, aber der Aufzug schien heute eine Ewigkeit zu brauchen. Schließlich hielt er und ich konnte raus, weg von ihr.

Ich hielt nach wie vor meine Augen abgewandt und drängte mich durch die Tür, sobald sie sich öffnete. Ohne mich umzusehen, spürte ich, daß sie ebenfalls ausgestiegen war. »Anscheinend besucht sie jemand im selben

Stockwerk«, dachte ich mir. »Eigenartig, die meisten Leute in diesem Stock sind noch bei der Arbeit.« Ich steckte meinen Schlüssel in das Schloß und öffnete die Tür. Plötzlich stellte ich unangenehm berührt fest, daß die fremde Frau direkt hinter mir stand. Ich versuchte, die Tür zu schließen, aber sie drückte mit der Hand dagegen, um sie offen zu halten.

»W ... Was wollen Sie?« stammelte ich.

»Natürlich will ich hereinkommen.«

Ihre Unverfrorenheit machte mich nahezu sprachlos. »Wie meinen Sie das, Sie wollen hereinkommen?«

»Ich wollte dich besuchen, Dad. Was ist los? Du tust gerade so, als würdest du mich nicht kennen.«

»Ruth!« keuchte ich und fühlte, wie sich in meinem Kopf alles drehte. Mein Gott, sie hatte recht, es stimmte. Irgend etwas mußte mit mir nicht in Ordnung sein, wenn ich selbst meine Tochter nicht mehr wiedererkannte. Es war ja keinesfalls so, daß sie Jahre weg gewesen wäre. Sie wohnte nur ein paar Kilometer entfernt, und wir sahen uns regelmäßig.

Vielleicht sollte ich wirklich einmal einen Arzt aufsuchen.

# I

## Von der Jugend
## bis zur Frühpensionierung

Ich wurde im Januar 1937 unter dem Sternzeichen des Wassermanns in Manchester geboren. Im folgenden Jahr zogen wir nach London um.

Meine Schwester kam vier Jahre später, am Valentinstag, zur Welt. Nach reiflicher Überlegung und einem kreativen Kraftakt kamen meine Eltern auf die Idee, meine Schwester »Valerie« zu nennen.

Anfang der 40er Jahre wurde ich für den Rest des Krieges nach Delamere in Cheshire evakuiert, um den Luftangriffen auf London zu entgehen. Nachdem ich mit meiner Familie wieder vereint worden war, lebten wir wieder in Manchester. Dort blieben wir, bis ich mit fünfzehn die *Chorlton Park Secondary Modern School* verließ.

Meine Familie zog dann nach London, und ich fand eine Stelle als Mechaniker für Rechenmaschinen bei *Monroe Calculators*.

Mit achtzehn trat ich meinen Wehrdienst in der Armee an. Ich wurde der *Rifle Brigade* zugeteilt, einer Division der *Royal Green Jackets*. In dieser in Winchester stationierten Einheit absolvierte ich zehn Wochen Grundausbildung.

Danach wurde ich mit meinem Regiment nach Kenia geschickt, wo gerade der Mau-Mau-Aufstand wütete. Ende 1956 wurde die Rifle Brigade nach Malaysia verlegt, und ich war bis zu meiner Entlassung in Kuala-Kuba-Bahru stationiert, einem Ort nahe Kuala Lumpur.

Nach meiner Rückkehr in das zivile Leben arbeitete ich in einigen Schuhgeschäften, zuerst nur als Verkäufer und später als Geschäftsführer. In meiner Freizeit machte ich Wochenendausflüge mit einem Fahrradverein und Samstag abends besuchte ich den nahe gelegenen Tanzpalast.

An einem dieser Tanzabende fiel mir ein junges Mädchen auf, das sittsam am Fenster saß und die Augen geschlossen hielt. Verwundert wollte ich nachsehen, ob sie eingeschlafen war, gerade als die Band »Rock around the clock« spielte. Ich stellte fest, daß sie nicht schlief, sondern die Tänzer unter ihren gesenkten Augenlidern beobachtete. Wir unterhielten uns und sie erzählte mir, daß ihr Name Sylvia sei.

Als die Musik langsamer wurde und »Moon River« gespielt wurde, nahm sie meine Aufforderung zu einem Foxtrott an. Sie nahm auch meine Einladung an, sie nach Hause zu fahren, und sagte nach einigen Monaten auch Ja zur Verlobung. (Sie erzählte mir später, daß sie nur mit mir heimgefahren war, weil sie einmal auf einem Motorrad sitzen wollte. Zum Glück hatte sie das Motorrad noch nicht gesehen, als sie zustimmte, darauf nach Hause gefahren zu werden.)

Dieses »Motorrad« (kein ernstzunehmender Motorradfahrer würde es je so bezeichnen) war eine zusammengebastelte James Comet mit 98 ccm Hubraum, die ich drei Wochen zuvor für 15 Pfund gekauft hatte. Obwohl sie doppelt soviel Hubraum wie heutige Mopeds aufwies, konnte sie mit deren Leistung nicht im Entferntesten mithalten.

Laut Hersteller leistete der Villiers-Motor zwei Pferdestärken Nutzleistung. Aber das mußten schon unterernährte und müde Gäule gewesen sein, denn das Motorrad schaffte auf einer langen ebenen Straße keine 25 Meilen pro Stunde.

In der Nacht, in der ich Sylvia das erste Mal heimfuhr, machte das Motorrad alles andere als einen guten Eindruck. Ich hatte noch nie jemanden auf diesem Motorrad mitgenommen, und Sylvia wohnte oben auf dem Salter's Hill, ein ganz schönes Stück von Upper Norwood entfernt.

Als wir den Fuß des Hügels hinauffuhren (geradeaus mit etwa 15 Meilen in der Stunde), schaltete ich in den niedrigeren Gang. Allerdings besaß das Motorrad lediglich zwei Gänge. Es hatte auch keinen Ganghebel wie die großen Motorräder, sondern einen Stormey-Archer-Hebel am Lenker, wie sie auch bei Fahrrädern verwendet werden.

Je weiter es den Hügel hinaufging, desto langsamer kroch das Motorrad dahin. »Schieb an!«, rief ich und machte es ihr mit den Füßen vor.

»Wie?«, rief Sylvia zurück.

»Schieb mit den Füßen an, sonst bleiben wir stehen. Laß es bleiben, es ist zu spät«, rief ich, als der Motor abstarb. »Wir müssen absteigen und schieben.«

Wir schoben das Motorrad den ganzen Weg auf die Spitze des Salter's Hill hinauf, wobei ich keuchend die Leistungsschwäche meines Motorrads verwünschte. Oben angekommen, wollte es nicht wieder anspringen. Also schoben wir es den ganzen Weg bis zu Sylvias Zuhause.

Vor ihrem Haus stand eine *Ariel Square Four* mit 1000 ccm und einem Beiwagen. Als Sylvia mir erzählte, daß sie ihrem Vater gehörte, zuckte ich zusammen, denn er hatte uns gesehen, wie wir meine 98-Kubik-James den Weg zum Haus entlangeschoben hatten.

Mein erstes Motorrad mag armselig gewesen sein, aber ich war viele Male froh darüber, daß ich es gekauft hatte. Sylvia machte es nichts aus, mir den ganzen Weg zu ihrem Haus beim Schieben des Motorrads zu helfen, aber mit Sicherheit hätte sie mir nicht erlaubt, sie zu Fuß nach Hause zu begleiten.

1959 heirateten Sylvia und ich. Wir verbrachten unsere Flitterwochen in Wales, mit einem größeren Motorrad, das den Geist aufgab, als wir mit ihm den Sugarloaf Mountain überqueren wollten. Wir verbrachten unsere Hochzeitsnacht am Straßenrand. Ich versuchte, das Motorrad zu reparieren, und Sylvia beklagte sich mit keinem Wort, während sie mir die Taschenlampe hielt und mich dabei vielleicht sogar anhimmelte. (Im wahrsten Sinn des Wortes!)

Bis unsere Tochter Ruth 14 Monate später zur Welt kam, wohnten wir in einem Einzimmer-Appartement. Dann zogen wir in eine Wohnung in Dulwich.

Es war schwierig, eine Wohnung zu einem vernünftigen Mietpreis zu finden. Daher waren wir überglücklich, als wir diese schließlich fanden. Sie war vom ersten Stock eines Einfamilienhauses abgetrennt und hatte ein Wohnzimmer, ein Schlafzimmer und eine Küche.

Mit einer eigenen Küche fühlten wir uns wirklich wohlhabend, auch wenn sie keinen Warmwasseranschluß hatte, sondern nur einen Kaltwasserhahn. Die Heizung bestand aus einem Ölofen, den man in der ganzen Wohnung riechen konnte, und wir mußten ständig den Stromzähler mit Münzen füttern, damit das Licht brannte.

Unser Hausbesitzer wohnte unter uns, und wir mußten auf Zehenspitzen gehen, da er sehr empfindlich auf Geräusche reagierte. Ich fand das gleich am ersten Tag heraus, als er heraufgestürmt kam und sich darüber beschwerte, daß ich meinen Schuh auf den Boden hatte fallen lassen, anstatt ihn leise abzulegen. Er erzählte mir, daß er eine halbe Stunde auf das Fallgeräusch des anderen Schuhs gewartet hätte!

Obwohl wir Miete dafür bezahlten, betrachtete er unsere Wohnung nach wie vor als sein Eigentum und behielt einen Zweitschlüssel, so daß er sie regelmäßig inspizieren konnte. Wir wußten jedesmal, wenn er wieder einmal bei uns gewesen war, denn wir fanden immer seine Zigarettenkippen. Weder Sylvia noch ich rauchte.

Aber wir trauten uns trotz allem nicht, etwas zu sagen. Mit einem kleinen Baby waren wir froh, überhaupt ein Dach über dem Kopf zu haben. Wir blieben zwei Jahre in der Wohnung, und 1962 kam unser Sohn Michael zur Welt.

An einem Montagmorgen, zwei Tage vor der Geburt, machte das Schuhgeschäft, in dem ich damals arbeitete, dicht, und ich wurde arbeitslos.

Am Dienstag hatte ich schlimme Bauchkrämpfe, und obwohl Sylvia meinte, es seien Schmerzen aus Sympathie zu ihr, war ich eher der Meinung, daß sie eine Folge der Sorgen wegen meiner Arbeitslosigkeit waren.

Wir lagen beide falsch.

Am Mittwochmorgen, dem Tag, an dem Sylvia ins Krankenhaus kommen sollte, kam dann auch ein Rettungswagen – allerdings nicht wegen Sylvia, sondern meinetwegen. Ich hatte eine Blinddarmentzündung.

Sylvia blieb daheim, um auf ihren Krankenwagen zu warten, der eine Stunde später kommen sollte. Aber bevor dieser eintraf, suchte sie unser Hausbesitzer auf und gab uns drei Tage Zeit auszuziehen, da er zwei Kinder in der Wohnung nicht zulassen könne.

Die Krönung des Ganzen war, daß ich in dem einen Krankenhaus und Sylvia in einem anderen lag. Ich war ohne Arbeit, wir hatten ein zwei Jahre altes Kind und ein neugeborenes Baby, wir waren obdachlos, und in meiner Tasche war ein Brief meiner Bank, die mich wegen einer nicht zulässigen Kontoüberziehung um ein Gespräch bat.

Zum Glück boten sich die Eltern von Sylvia an, sich um unsere Tochter Ruth zu kümmern, solange wir beide im Krankenhaus lagen.

Im Rückblick auf diese Zeit sind Sylvia und ich uns einig, daß gerade diese Monate eine solide Basis für unsere Ehe schufen, denn egal wie schlecht die Zeiten waren, die wir durchlebten, wir lächelten uns immer an und sagten uns: »Wir haben Schlimmeres durchgemacht. Und das hier ist nicht so schlimm wie 1962.«

Ich bekam einen Tag nach meiner Entlassung aus dem Krankenhaus eine neue Stelle in einem Schuhgeschäft. Zwölf Monate später beförderte mich die Direktion zum Geschäftsführer. Ich verließ diesen Arbeitsplatz kurz danach, als ein Mann, den ich zuerst für einen Kunden hielt, mir einen Job in einem Atelier anbot, das Maßschuhe verkaufte.

Das Atelier bewahrte von allen Kunden die Holzleisten, die für die Schuhanfertigung gebraucht werden, auf. Zu meinen Kunden zählten Politiker und bekannte Entertainer. Eines Tages marschierte ein Mann im Paradeschritt in das Geschäft, ein Päckchen unter dem Arm. Ich bat ihn, sich zu setzen, um seine Maße nehmen zu können. Aber er meinte, dies wäre nicht nötig, und gab mir das Päckchen. Der Mann war Douglas Bader und das Päckchen enthielt ein Ersatzpaar seiner künstlichen Beine.

Zwei Jahre später, nachdem ich als Manager in einigen

anderen Läden gearbeitet hatte, war ich Leiter der Hauptfiliale von *Dolcis* in der Straße The Strand. Es war eines der größten Schuhgeschäfte in London und beschäftigte zwölf Verkäufer. Das klingt nach einer hervorragenden Position, aber ich verdiente nur zwölf Pfund die Woche. Ich hatte den Eindruck, mich in einer Sackgasse zu befinden, und es schien nichts darauf hinzudeuten, daß ich in der Schuhbranche noch weiter aufsteigen würde.

1965 kam endgültig eine Wende zum Besseren. Sylvia las eine Anzeige der Firma *Nu-Swift Fire Protection*, in der Vertreter gesucht wurden. Zunächst scheute ich mich, meine Bewerbung hinzuschicken, da sich die Honorierung rein nach Provision richtete. Und ich hatte immerhin eine Familie zu ernähren. Sylvia meinte aber, daß mich das noch mehr zum Erfolg anspornen würde. Also wurde ich Vertreter auf reiner Provisionsbasis, und unser Lebensstandard verbesserte sich schlagartig.

Ich arbeitete sieben Jahre für *Nu-Swift*. Danach ging ich zu *Everest Double Glazing*, wo ich weitere zwölf Jahre blieb.

Danach übte ich eine Reihe weiterer Verkaufstätigkeiten aus, meistens als Vertreter, aber ab und zu auch als Verkaufsleiter.

Obwohl mein kleines James-Motorrad in seine Einzelbestandteile zerfiel, nachdem ich Sylvia kennengelernt hatte (es wurde durch eine Reihe immer neuerer und größerer Maschinen abgelöst), trat ein neuer und noch kleinerer »James« in mein Leben, als Ruth 1978 heiratete und im Jahr darauf mein erster Enkel zur Welt kam.

Ruth war recht erfolgreich in dieser Beziehung und ich habe inzwischen noch drei weitere Enkelkinder: Sarah, Jacob und Esther.

Seit dem Tag, ab dem ich auf reiner Provisionsbasis arbeitete, änderte sich unser Lebensstil dramatisch. Zum Beispiel was die Ferien betraf. Bis dahin waren wir froh und glücklich gewesen, überhaupt in Urlaub fahren zu können. Unseren ersten Urlaub hatten wir unter einer Plastikfolie verbracht, die ich zwischen zwei Bäume gespannt hatte! Ich hatte Sylvia erzählt, daß wir in der Armee auf diese Weise unter unseren Ponchos kampiert hatten. Allerdings schien sie nicht sehr begeistert davon gewesen zu sein. Zumindest sparten wir im darauffolgenden Jahr auf ein kleines Zelt.

Wir blickten immer wieder auf diese Campingferien zurück, und sie machten die Kreuzfahrten zu den Kanarischen Inseln oder die Urlaube in exotischen Gefilden mit dem Club Med nur noch schöner.

Daß ich begann, unter Platzangst zu leiden, fand ich reichlich merkwürdig. Klaustrophobie hätte ich noch verstanden. Ich hielt mich schon immer lieber im Freien als drinnen auf. Dies galt sowohl für die Arbeit als auch die Freizeit. Obwohl ich Verkaufsleiter und Unternehmer gewesen bin, konnte ich diesen Positionen nie wirklich etwas abgewinnen. Ich wollte lieber draußen als Vertreter arbeiten anstatt in einem Büro zu sitzen.

Ich betrachte es auch als enormen Vorteil, daß ein Vertreter, der auf reiner Provisionsbasis arbeitet, nur nach seinem Erfolg bezahlt wird. In meinem ganzen Leben habe ich nur eine Gehaltserhöhung bekommen, und das war in einem Schuhgeschäft, bevor ich eingezogen wurde. Ich ging mit der Mütze in der Hand zu meinem Chef und erhielt fünf Shilling (25 Pence) mehr die Woche.

Viele Vertreter, die auf Provisionsbasis arbeiten, verdienen mehr als manche ihrer Abteilungsleiter, für die sie arbeiten, einige sogar mehr als der Geschäftsführer. Irgendwann einmal veröffentlichte die Lokalzeitung die Höhe der Diäten von Parlamentsmitgliedern, und ich stellte fest, daß ich etwas mehr verdiente als der Premierminister. Da Vertreter nur für das bezahlt werden, was sie leisten (anders als bei Politikern), scheint mir diese Bezahlung auch moralisch einwandfreier zu sein.

Mein Leben verlief einige Jahre lang ruhig. Wir erwarben ein Haus in Rochdale und zogen bald einige Meilen weiter in ein größeres freistehendes Haus, in den Vorort Shawclough.

Ich steckte einiges Geld in das Haus, richtete ein zweites Badezimmer ein, kaufte eine Einbauküche und eine riesige Terrassentür für das Wohnzimmer. Da ich damals bei *Everest Double Glazing* arbeitete, bekam ich diese Terrassentür mit Rabatt, aber der Einbau kostete trotzdem noch eine fünfstellige Summe, da eine Baugenehmigung und aufwendige Maurerarbeiten nötig waren.

Ich konnte mir immer teurere Autos leisten, fühlte mich bei meiner Arbeit wohl und wurde gut dafür bezahlt; mein Leben war richtig angenehm.

Ich hätte wissen müssen, daß dies nicht ewig so weitergehen würde.

Eines Tages ging ich zur Zulassungsstelle im Trafford House in Manchester, um meine Kfz-Steuer zu bezahlen. Im Eingangsbereich waren wie üblich die Firmen aufgeführt, die ihre Büros im selben Gebäude hatten. An einem der Firmenschilder, von *Prestige Windows*, war zu lesen, daß Vertreter gesucht würden. Für Büros einer Firma für Doppelverglasungen schien dies ein ungewöhnlicher Ort zu sein. Aus reiner Neugierde stieg ich in den Aufzug und fuhr in den dritten Stock, um mich umzusehen. Das war der schlechteste Einfall in meinem Leben.

Als die Aufzugtüren aufgingen, trat ich durch zwei große Doppeltüren in eines der größten, extravagantesten und luxuriösesten Empfangsbüros, das ich je gesehen habe. Da standen pompöse Chesterfieldsofas und -sessel aus Leder, und die Wandtäfelung hatte den Glanz von Walnuß und Mahagoni. Über einen endlos scheinenden Teppich ging ich auf eine junge Frau zu, die mich hinter der Empfangstheke anlächelte. Sie gab mir ein Bewerbungsformular, das ich ausfüllte.

Obwohl ich nicht vorhatte, meinen Arbeitgeber zu wechseln, als ich das Gebäude betrat, übte die opulente Umgebung ihre Wirkung auf mich aus, und in der darauffolgenden Woche wurde ich mit Begeisterung Vertreter für *Prestige Windows*.

Bald merkte ich, daß mit der Firma irgend etwas nicht stimmte. Der überdimensionierte Empfangbereich war reine Blendung: Eine Tür im hinteren Teil führte zu sechs winzigen Büros, in denen etwa 30 Angestellte in sehr beengten Verhältnissen arbeiteten. *Prestige Windows* gehörte zu einer größeren Firmengruppe, die ein breitgefächertes Sortiment Hausausstattungen, von der Dachisolierung bis zur Zentralheizung, in ihrem Programm hatte, und alle Büros der Firma waren auf dieser kleinen Fläche untergebracht.

Ich schob meine Zweifel und meine Bedenken beiseite, denn die Bezahlung war gut und ich kam mit dem Verkaufsleiter Derek gut zurecht. Er schien eine seriöse Person zu sein.

Derek verließ die Firma einige Wochen, nachdem ich eingestellt worden war. Die Geschäftsführer boten mir seinen Job an. Ich muß verrückt gewesen sein, als ich ihn annahm.

Eines Morgens kam ich zur Arbeit und mußte feststellen, daß die Büros menschenleer waren. Niemand von den Mitarbeitern und dem Management war da. Die Geschäftsführer hatten die Firma für einen kurzen Zeitraum einzig und allein zu dem Zweck gegründet, Kredite zu ergaunern, hatten dann alles schnell liquidiert und Großbritannien verlassen.

Ich fand einen neuen Job bei einer Doppelverglasungsfirma in Stockport und dachte, damit wäre die Sache erledigt. Etwa sechs Monate danach bekam ich einen Brief von meinem Steuerberater, in dem er mir mitteilte, daß ich eine kleine Steuerrückzahlung erwarten könne, da ich im letzten Jahr zuviel bezahlt hätte. Zwei Wochen danach erhielt ich einen Scheck des Finanzamts über 145 Pfund.

Einen Monat später erhielt ich einen Steuerbescheid über 178 652 Pfund.

Ich kann mich erinnern, daß ich anfangs noch mit Sylvia darüber gescherzt habe. Es war eine so unglaublich hohe Summe, daß wir uns sicher waren, daß ein Computerfehler vorlag.

Leider war dem nicht so.

Später erfuhr ich, daß die Geschäftsführer von *Prestige Windows* das Finanzamt betrogen und behauptet hatten, über 200 Vertreter wären bei ihnen beschäftigt. Anscheinend erhielten sie eine Barvergütung für jeden Angestellten, den sie beschäftigten. Als Verkaufsleiter standen mir 2,5 Prozent der Provisionen aller Vertreter zu. Der hohe Steuerbescheid beruhte auf Schätzungen des Finanzamts für die Provisionen, hochgerechnet auf die Vertreterzahl.

Ich legte Beschwerde ein, denn wir hatten nie mehr als sieben Vertreter beschäftigt. Aber die Geschäftsführer hatten sämtliche Geschäftsbücher und Bilanzen mitgenommen, und so hatte ich keine Chance zu beweisen, daß ich nicht die erfundene Angestelltenzahl beschäftigt hatte.

Ohne Dokumente kann man problemlos beweisen, daß man wirklich eine bestimmte Anzahl von Personen beschäftigt: Man gibt einfach ihre Namen und Adressen an. Schwieriger ist es zu beweisen, daß man eine Gruppe namenloser Personen *nicht* beschäftigt hat.

Ich legte Einspruch ein und verlor prompt. Mein Steuerberater wollte mit der Sache nichts zu tun haben, da keine Bücher oder andere Aufzeichnungen existierten, auf deren Grundlage er eine Bilanz erstellen konnte.

Ich legte erneut Einspruch ein, verlor wieder und mußte dieses Mal einen beträchtlichen Betrag für die Verfahrenskosten berappen.

Ich hätte noch die Möglichkeit gehabt, weitere Einsprüche bis zum Oberhaus einzulegen. Aber ohne Rechtshilfe wären die schnell wachsenden Verfahrenskosten bald so hoch gewesen wie die geforderte Steuerzahlung.

Schließlich pfändete das Finanzamt unser Haus und wir zogen in eine Sozialwohnung. Sie beschlagnahmten auch eine Rente, die ich nach meiner Pensionierung beziehen sollte, und wandelten sie in Barvermögen um. Sie verkauften fast unser gesamtes Hab und Gut und das Haus für weniger als die Hälfte des Wertes. Allerdings ließen sie mir meinen Mercedes als »Geschäftsfahrzeug«.

Kurz danach bekam ich ein Magengeschwür und begann, Aludrox zu nehmen, ein Säurepuffermedikament, das Aluminium enthält.

Ich tauschte den Mercedes gegen einen Volvo ein, um ein bißchen mehr Geld zum Lebensunterhalt zu haben, und nahm einen Job bei einer anderen Fensterfirma an.

Da das Haus und unsere Habseligkeiten nur die Hälfte der Steuerforderung und Verfahrenskosten beglichen hatten, pfändete das Finanzamt einen Teil meines wöchentlichen Provisionsschecks. Wie in früheren Jahren mußten wir knausern und unser Geld zusammenkratzen. Bald war das Handschuhfach in meinem Auto voll mit Aludrox. Sylvia bat mich, zum Arzt zu gehen, aber ich fürchtete, dieser würde mir zu einer Operation raten – und ich konnte mir keinen Krankenurlaub erlauben.

Ich arbeitete so hart wie noch nie und nahm immer ordentlich Aludrox, wann immer ich es brauchte, um weiterarbeiten zu können.

Bei meiner neuen Firma wechselten die Vertreter häufig, da oft aus fadenscheinigen Gründen Provisionen nicht ausbezahlt wurden. Jede Woche war etwas anderes vorgefallen, und alle Vertreter mußten erst mit dem widerstrebenden Geschäftsführer um ihren Gehaltsscheck feilschen, bevor sie ihn bekamen.

Nach zwölf Monaten hatte ich wegen der ständigen Streitereien um die mir zustehenden Provisionen genug und ging wegen eines ausstehenden Betrags von 1254 Pfund vor Gericht. Ich gewann das Verfahren, konnte aber nur die Befriedigung des Sieges als Entschädigung genießen. Mein Anwalt hatte vergessen, Kostenersatz zu beantragen, und somit wies der Richter diesen auch nicht an.

Als ich meinen Anwalt fragte, wann ich das mir zustehende Geld bekommen würde, antwortete er mir, daß das sich die Kosten für mein Verfahren inzwischen auf 1323

Pfund beliefen, und er mich bat, die noch fehlenden 69 Pfund Honorar im voraus zu überweisen.

Die Situation wurde erst besser, als ich im November 1987 endgültig die Firma verließ und bei *Wilson & Glick Kitchens Ltd.* eintrat. Hier hatte ich endlich das Gefühl, daß mein Arbeitsplatz genau das war, was ich immer gesucht hatte. Ich hatte aber immer noch ernste Magenprobleme und nahm weiterhin Aludrox.

Die Firma war erst zwei Wochen vor meiner Einstellung von drei Partnern, Harvey Wilson, Martin Glick und Alan Sheldon, gegründet worden. Die Firma wollte Qualitätsküchen zu einem besonderen Preis anbieten. Bisher hatten sie nur einen Vertreter und ich nahm die Herausforderung dankbar an, einer neuen Firma zum Erfolg zu verhelfen.

Ihr Produkt war qualitativ hochwertig, und der Preisrahmen stimmte auch. Wie von meinen früheren Arbeitgebern wurde ich auf Provisionsbasis bezahlt und verdiente gut. Die Firma wuchs schnell, und innerhalb von sechs Monaten wurden zehn weitere Vertreter eingestellt.

Ich genoß meine Arbeit, und abgesehen von Steuerproblemen hatte ich nur noch Schwierigkeiten mit einer Hüftarthrose.

Bereits seit mehreren Jahren wartete ich auf eine Hüftoperation, aber als ich das erste Mal einen Spezialisten aufsuchte, wollte er nur ungern eine Operation vornehmen, weil er mich für zu jung hielt. Da die Lebensdauer einer künstlichen Hüfte etwa zehn bis fünfzehn Jahre beträgt, raten die Chirurgen, so lange wie möglich mit einer solchen Operation zu warten, damit der Erfolg möglichst dauerhaft ist. Das erspart ein Austauschen der Hüfte nach ein paar Jahren. Dabei spielen nicht nur finanzielle Erwägungen eine Rolle: Anscheinend ist eine Hüftoperation beim zweiten oder wiederholten Mal sehr viel schwieriger durchzuführen.

Die Operation gestaltet sich im Einzelnen folgendermaßen (empfindliche Leser können die nächsten Absätze überlesen):

Dr. Charnley vom *Wrightington Hospital* in der Nähe von Wigan in Lancashire entwickelte die moderne Hüftimplantation. Sie ersetzte die vorher übliche Vorgehensweise, bei der der Chirurg die Hüfte an der Außenseite des Oberschenkels mit einer Art Splint verdrahtete. Die moderne künstliche Hüfte ist eine erhebliche Verbesserung. Sie besteht aus einer Kunststoffpfanne, die mit einer Chrom-Molybdän-Kugel und einer einteiligen Stange kombiniert ist. Das bestehende Hüftgelenk wird abgesägt und das Mark des Restknochens ausgebohrt, so daß eine Röhre entsteht, in die der Chirurg eine Chromstange einführt. Dann wird diese Konstruktion mit einem Epoxydharzkleber fixiert.

Das Problem ist, daß es für den Klebstoff kein Lösungsmittel gibt, oder zumindest keines, das in der Anwendung sicher genug ist. Das bedeutet, daß der Chirurg mühselig den Kleber weghobeln muß, wenn die künstliche Hüfte nach einigen Jahren erneuert werden müßte. Chirurgen nehmen solch einen Eingriff ungern vor, da er viel länger dauert und komplizierter ist als das Aufbohren des Knochens bei der ersten Implantation.

Meine Hüfte hatte sich trotz allem über die Jahre verschlechtert und schließlich setzte mich Dr. Knott, Chefchirurg der Orthopädischen Abteilung der *Rochdale Infirmary*, auf seine Warteliste.

Anfang Mai 1988 erhielt ich per Post die Aufforderung,

mich am 14. Mai an der *Rochdale Infirmary* einzufinden, um am nächsten Tag eine künstliche Hüfte implantiert zu bekommen. Ich teilte Martin Glick, einem meiner neuen Chefs, mit, daß ich einige Zeit beurlaubt werden müsse und daß ich vermutlich mindestens drei Monate für die Rehabilitation brauchen würde. Seine Reaktion überraschte mich.

Aufgrund meiner langjährigen Erfahrungen als Vertreter auf reiner Provisionsbasis kannte ich die vorherrschende Einstellung in diesem Beruf: Urlaubs- oder Krankengeld gibt es nicht, und wer nichts verkauft, bekommt auch keine Provision.

»Endlich werden Sie operiert. Sie hätten damit nicht so lange warten dürfen«, antwortete er, als ich ihm meine Mitteilung machte. »Haben Sie davor Angst?«

»Ja, etwas schon. Es ist zwar eine Routineoperation, aber es ist dennoch keine leichte.«

»Ich meine nicht die Operation an sich, haben Sie irgendwelche anderen Sorgen?«

»Sollte ich welche haben? Ich hoffe doch, daß Sie meinen Platz für mich frei halten?«

»Das ist sowieso klar. Sonst noch was?«

»Na ja, finanziell wird es etwas problematisch werden, bis ich wieder arbeite. Aber wir schaffen es schon irgendwie.«

»Das dachte ich mir!« antwortete Martin. »Sie werden sich vielleicht noch ein paar Tage Sorgen wegen der Operation machen, aber das geht vorbei. Ich möchte aber nicht, daß Sie irgendwelche finanziellen Sorgen haben. Es spielt keine Rolle, ob Sie drei Monate oder drei Jahre weg sind. Sie erhalten 400 Pfund in der Woche, bis Sie wieder bei uns arbeiten können.«

Ich konnte es einfach nicht glauben. Er bot mir auf unbegrenzte Zeit einen Vorschuß von 400 Pfund pro Woche auf zukünftige Provisionen auf unbegrenzte Zeit an. Von so etwas hatte ich in der Vertreterbranche noch nie gehört, insbesondere bei einem Vertreter, der erst seit einigen Monaten in der Firma ist. Ich war überrascht und überwältigt.

Ich überlegte es mir erst einen Moment. Es war ein ausgesprochen großzügiges Angebot, aber vielleicht auch zu großzügig. Wenn ich es annahm, würde ich bei meiner erneuten Arbeitsaufnahme der Firma 5000 Pfund oder mehr schulden. Ohne Fahrtkosten und andere berufsbedingte Ausgaben könnten Sylvia und ich während meines Krankenurlaubs mit erheblich weniger als 400 Pfund auskommen. Je weniger ich auslieh, desto weniger mußte ich dann später zurückzahlen.

Ich schlug ein. »Das ist sehr großzügig von Ihnen, Chef, aber ich denke, wir können mit weniger auskommen, während ich nicht arbeite. Sagen wir 200 Pfund und ich nehme ihr Angebot an.«

Meine Operation verlief ohne Komplikationen. Aber die Zeit danach im Krankenbett war etwas unangenehm. Ich mußte die darauffolgende Woche flach auf dem Rükken liegen, meine Füße lagen in zwei oben offenen wattierten Kisten. Mit der Stoffverkleidung und den kräftigen Holzseitenteilen sahen sie eher aus wie offene Särge.

Die Watson-Station an der *Rochdale Infirmary* war eine gemischte Station mit Männern auf der einen Seite und Frauen auf der anderen. Am Morgen nach meiner Operation wurde ich von einem kläglichen Jammern geweckt: »Wo bin ich?« Zwei Patienten beschwerten sich heftig über diese Störung, und eine Schwester kam, um die mir gegenüberliegende ältere Frau zu besänftigen. Sobald sie wieder weg war, rief die ältere Frau wieder: »Wo bin ich?«

Ich dachte mir, daß sie bestimmt eine Operation hinter sich hatte und jetzt nach dem Aufwachen noch nicht recht bei Sinnen war. Ich rief ihr zu: »Sie sind in der *Rochdale Infirmary*.«

»Hat keinen Sinn, ihr das zu sagen. Sie ist verrückt«, meinte der Mann am anderen Ende des Raumes.

Die Frau wiederholte die Frage in regelmäßigen Abständen und ging auf keine Bemerkungen oder Fragen ein. Als ich endlich aufstehen durfte, hüpfte ich zu ihr hinüber. Ich nahm eine große Karte (von der Rückseite einer Genesungskarte) und schrieb darauf mit einem Filzstift: »Sie sind in der *Rochdale Infirmary*. Bald wird es Ihnen besser gehen und die Schwestern kümmern sich um Sie.«

Ich dachte, das würde sie beruhigen, aber es trat keine Veränderung ein. Sie jammerte mit ihrer verzweifelten Stimme weiter vor sich hin.

Später fragte ich den Arzt nach ihr und der sagte mir, daß sie an Morbus Alzheimer litt. Ich hatte dies bereits vermutet, denn meine Mutter war in einer ähnlichen Verfassung gewesen, kurz bevor sie starb.

Die Langeweile und Unbequemlichkeit ließen die zehn Tage erzwungene Bettruhe wie einen Monat erscheinen. Ich konnte nicht einmal mehr als ein paar Minuten hintereinander lesen. Flach auf dem Rücken liegend mußte ich ein Buch oder Papier in solch einem Winkel halten, daß meine Arme bald schmerzten. Die Gewißheit, daß ich erst in drei Monaten wieder arbeiten können würde, bedrückte mich zusätzlich. Ein richtiger Jammerlappen war ich in diesem Tagen.

Eines Morgens nahm ich vor lauter Langeweile unwillig den Kopfhörer über meinem Bett und lauschte eine Weile der Musik. Meine Langeweile verflog sofort, als der Diskjockey sich meldete. Es handelte sich um David Langer, Verkaufsleiter bei Wilson & Glick.

So weit ich mich erinnerte, hatte er mir einmal erzählt, daß er in seiner Freizeit für ein Krankenhausradio arbeite. Aber das erwähnte er nur so nebenbei, und ich vergaß es bald danach. Jetzt war er hier, lachte und riß Witze zwischen den Musikstücken. Mir kam es vor wie eine Stimme von zu Hause.

Ich wurde vierzehn Tage nach der Operation aus dem Krankenhaus entlassen und konnte etwa eine Woche lang nur auf Krücken umherhumpeln. Ich machte rasch Fortschritte, und drei Monate nach meiner Operation kehrte ich wieder an meinen Arbeitsplatz zurück.

Eines Abends rief ich auf dem Rückweg von einem Kunden David zu Hause in Prestwich an, weil ich ihm den Vertrag geben wollte, den ich eben abgeschlossen hatte. Er besaß ein wundervolles Haus, das auf meinem Nachhauseweg lag, und wenn ich ihm den Auftrag sofort vorbeibrachte, bräuchte ich am darauffolgenden Tag nicht ins Büro zu gehen. Er hatte nichts gegen eine späte Störung einzuwenden. Wir unterhielten uns ein wenig und ich erwähnte, daß ich ihn im Krankenhaus im Radio gehört hatte. Er zeigte mir den Keller, aus dem er sendete. Bis dahin hatte ich gedacht, er sei nur hobbymäßig Diskjockey. Als ich aber seine Ausrüstung im Keller sah, wurde mir klar, daß er das Plattenauflegen sehr ernsthaft betrieb. Er hatte den Keller zu einem professionellen Aufnahmestudio im

Kleinformat umgebaut. Mir kam der Gedanke, daß er eher das Krankenhausradio als Hauptbeschäftigung und *Wilson & Glick* als Hobby sah.

Hören Sie jetzt zu, Martin Glick?

Einige Wochen nach meiner Rückkehr zur Arbeit besprach ich mit Sylvia eine Angelegenheit, die mich seit geraumer Zeit beschäftigte.

»Ist dir das aufgefallen, Liebling?«

»Nein, was denn?«

»Meine Provisionsschecks. Ich habe gedacht, mir wird jede Woche für meine Schulden etwas abgezogen, aber sie zahlen immer noch den vollen Betrag. Besser ich bringe das zur Sprache, sonst kommen wir nie von den Schulden runter.«

»Vielleicht warten sie nur, bis du wieder auf deinen eigenen Füßen stehst. Laß dir doch noch zwei Wochen Zeit, und wenn sie dann immer noch nichts abgezogen haben, würde ich mal mit Herrn Glick sprechen.«

Nach einem Monat bat ich Martin um ein Gespräch, da von meiner Provision noch immer nichts abgezogen worden war.

»Hallo, Chef, haben Sie eine Minute Zeit?«

»Natürlich, kommen Sie in mein Büro.«

Ich folgte ihm in sein Büro und schloß die Tür hinter mir. Er hatte mich gebeten, gegenüber dem Rest des Verkaufspersonals das Geld, das ich erhalten hatte nicht zu erwähnen. Er drückte es folgendermaßen aus: »Denn sonst kommen alle auf den Geschmack und wollen auch so eine künstliche Hüfte.«

Ich begann folgendermaßen: »Ich möchte nur wissen, wann Sie Abzüge von meinen Provisionsschecks vornehmen, um meine Schulden bei Ihnen zu tilgen.«

»Aha. Und was schulden Sie uns?«, fragte er mich.

»Aber das wissen Sie doch. Die 200 Pfund, die Sie mir jede Woche während meines Krankenhausaufenthalts und meiner Rekonvaleszenz als Vorschuß gaben.«

»Ach, die Geschichte! Das war kein Vorschuß, das war ein Zeichen unserer Wertschätzung auf Kosten des Hauses.«

»Sie meinen, ich brauche es nicht zurückzuzahlen?«

»Nein, natürlich nicht. Und jetzt raus mit Ihnen. Sie sollen doch Verkaufsrekorde aufstellen und mich hier nicht mit dummen Fragen löchern.«

»In Ordnung, Chef«, sagte ich im Gehen. Ich zögerte und drehte mich in der Tür um. »Äh, Martin?«

»Ja?«

»Da ich nichts zurückzahlen muß, können wir die ursprüngliche Vereinbarung vergessen und noch einmal über das Ganze reden?«

»Was meinen Sie mit darüber reden?«

»Nun, ich würde gerne Ihr erstes Angebot von 400 Pfund pro Woche annehmen.«

Ich flüchtete, als er ein schweres Buch ergriff, um es mir hinterherzuwerfen.

Ein Jahr nach meiner Hüftoperation war ich noch einmal für ein paar Wochen im Krankenhaus, diesmal wegen eines Bandscheibenvorfalls.

Meine Rückenprobleme kann ich bis in die Zeit zurückverfolgen, als ich für *Nu-Swift Fire Protection* als Vertreter und Wartungsmechaniker arbeitete. Bei einem Kunden versuchte ich einen Zwei-Gallonen-Wasserlöscher (der später auf zehn Liter aufgestockt wurde) von der Wand zu nehmen. Aus irgendeinem Grund hing dieser an einer Halterung, die weit mehr als die empfohlenen zwei Meter oberhalb des Fußbodens angebracht war. Als ich den Löscher herunterhob, wäre er beinahe hinter meinem Rücken zu Boden gefallen.

Ein alte Regel sagt, daß man niemals nach fallenden Dingen greifen soll. »Laß ein fallendes Messer und eine durchgebrannte Frau sausen; beide sind gefährlich!«

Ich beachtete diese Regel nicht und statt den Feuerlöscher fallen zu lassen, ließ ich ihn nicht los und verdrehte mir dabei den Rücken. Bis heute bin ich davon überzeugt, daß dies der Grund für meine jahrelangen Rückenschmerzen war.

Der Chirurg, der meine Hüfte operiert hatte, führte eine Laminektomie durch. Dabei wird die alte Bandscheibe entfernt und durch eine Nylonbandscheibe ersetzt. Das Problem war damit vollständig gelöst; seitdem hatte ich nie mehr auch nur das leichteste Zwicken und ich empfehle die Operation jedem, der sie braucht.

Eine Lumbalpunktion kann ich hingegen nicht empfehlen. Diese wurde bei mir einige Tage vor der Operation durchgeführt und verursachte mir die schlimmsten Schmerzen, die ich je hatte. Der Eingriff dauerte nur ein oder zwei Minuten, aber mir erschien es wie Stunden. Leider war die Sache damit nicht erledigt, denn in der Nacht bekam ich Krämpfe, durch die ich mich abwechselnd vor Schmerzen krümmte und wieder streckte.

Schon die kleinste Bewegung meines Rückens bereitete mir starke Schmerzen, und jetzt kamen auch noch diese unkontrollierbaren Krämpfe dazu. Nach jedem Anfall wartete ich darauf, daß der Schmerz nachließ. Dann legte ich mich vorsichtig auf den Rücken, streckte mich und wartete auf den nächsten Krampf. Ich klammerte mich seitlich an die Matratze fest, um mich selbst am Aufsitzen zu hindern, aber das hatte keinen Erfolg: Ich bäumte mich immer wieder unkontrolliert auf. Je mehr ich versuchte, flach liegenzubleiben, um die Schmerzen zu lindern, desto mehr krümmte ich mich, wenn die Krämpfe wieder anfingen. Schon vor der Lumbalpunktion hatte ich Schmerzen beim Beugen meines Rückens. Und jetzt krümmten und streckten die Krämpfe meinen Rücken, ohne daß ich etwas dagegen tun konnte.

Ich würde lieber im Fernsehen eine politische Wahlparty sehen als das noch einmal durchzumachen.

Abgesehen von den Schmerzen nach der Lumbalpunktion hatte ich den Eindruck, daß die Operation ohne Komplikationen verlief. Erst ein paar Monate nach meiner Entlassung aus dem Krankenhaus erzählte mir Sylvia die ganze Wahrheit. An dem Nachmittag, an dem ich operiert wurde, befand ich mich immer noch im OP-Raum, als eine Schwester Sylvia fälschlicherweise mitteilte, daß ich bereits auf der Station sei. Als ich eine Stunde danach immer noch nicht auf der Station war, versuchte Sylvia einen Arzt zu finden, um zu erfahren, wie es mir ging. Der Arzt konnte ihr nichts sagen, und auch die Schwester hatte eine halbe Stunde danach keine Neuigkeiten.

Schließlich teilte die Schwester Sylvia mit, daß sie mich erst morgen sehen könne, da ich in einem kritischen Zustand sei. Anscheinend hatte meine Atmung bei der Operation ausgesetzt, und ich mußte wiederbelebt werden. Später vertraute eine Schwester Sylvia an: »Wir dachten schon, wir hätten ihn verloren.«

Ich überlege heute, wie lange mein Gehirn bei diesem Vorfall ohne Sauerstoff war und ob dies auf meinen jetzigen Zustand Einfluß gehabt haben könnte.

Am 15. Juni 1992 berief Martin Glick eine Versammlung im Verkaufsbüro ein. Wir alle wußten, daß er schlechte Nachrichten hatte. Vor zwölf Monaten hatte Harvey Wilson, der ältere Partner, die Firma verlassen und danach ging es mit der Firma langsam bergab. In letzter Zeit häuften sich die Anzeichen, daß es der Firma nicht so gut ging. Wir rechneten damit, daß Martin uns mitteilen würde, daß er angesichts der schlechten finanziellen Situation die Zahlung unseres Jahresbonus aussetzen müsse.

Normalerweise zahlte die Firma allen Vertretern, die ihr Verkaufsziel erreicht hatten, einen Jahresbonus. Von den 80 Vertretern hatten nur zehn Kollegen dieses Ziel erreicht, so daß die meisten Vertreter auf der Versammlung der Meinung waren, all das gehe sie nichts an.

Sie lagen damit falsch.

Martin hielt einen Moment inne, um sich über die Augen zu wischen, und teilte uns dann mit, daß die Firma in einem weitaus schlechteren Zustand war, als wir gedacht hatten, und daß sie Konkurs anmelden würde. Dies war für mich ein schwerer Schock. Ich war mit meiner Arbeit bei *Wilson & Glick* glücklicher gewesen als in jeder anderen Firma zuvor und mir war bereits klar, daß ich mit 55 Jahren nur schwer einen neuen Arbeitsplatz finden würde.

Im übrigen hatten Sylvia und ich den zu erwartenden Bonus von 6000 Pfund nicht nur verplant, wir hatten ihn praktisch schon ausgegeben.

Zwei Tage fand eine besonders quälende Versammlung im Verkaufsbüro statt, als die Konkursverwalter Martin die Kontrolle über seine Firma entzogen. Kein Wunder, daß Martin in Tränen ausbrach, als die Verwalter die Firma zerpflückten, für deren Aufbau er so geschuftet hatte.

Erst nach dem Konkurs der Firma erfuhr ich von einem merkwürdigen Zusammentreffen in Bezug auf *Wilson & Glick* heraus:

Den Generaldirektor Martin Glick hatte ich von den drei Partnern noch am häufigsten getroffen. Alan Sheldon war für die Verwaltung zuständig gewesen, und den Vorsitzenden Harvey Wilson sah ich kaum. Wie bereits erwähnt, verließ er die Firma ein Jahr vor dem Konkurs. Ich fand später heraus, daß er eine neue Firma namens *Mr. Wilsons Kitchens* gegründet hatte.

Einige Monate nach dem Konkurs der Firma kam meine Schwester Valerie – sie lebt in Poole bei Bournemouth – zu Besuch. Sie wollte einfach mal hereinschauen und auf dem Weg eine unserer Kusinen besuchen. Als sie sich verspätete, rief ich bei Joyce an, eine Kusine, mit der ich einige Jahre keinen Kontakt mehr gehabt hatte, bis Valerie mir ihre Telefonnummer gegeben hatte, um nachzufragen, ob sie noch da sei. Joyce sagte mir, daß Valerie vor etwa einer Stunde weggefahren sei. Während unseres Gesprächs fragte sie mich, was ich momentan so mache.

»Ich bin Küchenvertreter«, erzählte ich ihr. »Ich mache das bereits seit einigen Jahren, aber ich habe gerade die Firma gewechselt, da sie in Konkurs ging.«

»Oh, keine erfreuliche Nachricht. Ich hoffe, dir geht es an deinem neuen Arbeitsplatz gut. So ein Zufall, daß du auch mit Küchen zu tun hast.«

»Hm, was meinst du damit? Kennst du noch einen Küchenvertreter?«

»Na, deinen Verwandten Harvey; er hat auch mit Küchen zu tun.«

»Aha, bislang wußte ich gar nichts von einem Verwandten Harvey. Wer ist das?«

»Er ist mein Sohn.«

»Aha, ich habe ihn noch nie getroffen. Ich kannte nur deine Eltern, Onkel Jack und Tante Milly, aber wir zogen nach London, bevor du geheiratet hast.«

»Dann hast du also Harvey noch nie gesehen. Kennst du niemanden von der Wilson-Verwandtschaft in unserer Familie?«

»Nein. Moment mal, hast du Wilson gesagt. Mein Gott, habe ich eine lange Leitung! Ich wußte ja gar nicht, daß dein Ehename Wilson ist. Sage mir, daß das nicht wahr ist.«

»Es stimmt aber. Irgend etwas nicht in Ordnung damit?«

»Nein. Es ist nur so, daß ich vier Jahre für Harvey Wilson gearbeitet habe und keiner von uns beiden hat geahnt, daß wir verwandt sind.«

Unter Umständen hat der plötzliche Zusammenbruch von *Wilson & Glick* zu meinem Zustand beigetragen. Wie dem auch sei, ein paar Wochen später erhielt ich einen Telefonanruf von Martin.

Er war wieder der alte fröhliche Kerl von früher. Mit der Unterstützung von David Langer, Verkaufsleiter bei *Wilson & Glick*, und drei weiteren ehemaligen Angestellten baute er ein neues Unternehmen mit dem Namen *Marshall Blake Kitchens* auf.

»Wollen Sie bei mir als vorerst einziger Vertreter arbeiten?« fragte er mich.

Ich sagte zu. Während der kontinuierlichen Expansion der Firma stand ich ihm zur Seite.

Bei meinem Einstieg bei *Marshall Blake* lagen meine Verkaufszahlen an der Spitze. Das lag daran, daß ich der einzige Vertreter in der Firma war und mir klar war, daß die Zukunft des Unternehmens von mir abhing. Ab und zu, wenn ich mehr Anrufe erhielt, als ich bearbeiten konnte, übernahm Martin das, was mir zuviel wurde, und bearbeitete ein oder zwei Abschlüsse (Na gut, Martin, vielleicht drei oder vier). Sogar Keith Bradbum, ehemals Innenarchitekt bei *Wilson & Glick*, jetzt Direktor bei der neuen Firma, ging ab und zu auf Kundenbesuche, aber ich war für 90 Prozent des Geschäftes verantwortlich.

Aber als die Firma expandierte und der Druck nachließ, gingen meine Verkaufszahlen nach unten. Dieser Trend hielt an, und obwohl ich immer noch ordentlich verdiente, wurde mir klar, daß irgend etwas gehörig falsch lief. Ich stand beispielweise mitten in einem Verkaufsgespräch mit Kunden auf und sagte ihnen, daß sie wohl jetzt genug zum Nachdenken für einen Abend hätten und daß ich in ein paar Tagen wiederkommen würde, wenn sie alles durchgesprochen hätten.

Der eigentliche Grund war, daß ich mich nicht mehr länger als etwa eine Stunde auf die Arbeit konzentrieren konnte. Die Büroarbeit fiel mir immer schwerer, und wenn ein Kunde nach einer Finanzierung fragte, die sehr viel Formulararbeit erforderte, sagte ich ihm oft, daß ich die nötigen Dokumente nicht bei mir hätte und sie morgen vorbeibringen würde. Das lag einzig und allein daran, daß ich kein Finanzierungsformular mehr ausfüllen konnte. Ich verlor dadurch einige Aufträge.

Meine Arbeit fiel mir zunehmend schwerer, und aus gesundheitlichen Gründen mußte ich am 15. Mai 1993 in Rente gehen. Vor kurzem habe ich erfahren, daß Martin ebenfalls *Marshall Blake Kitchens* verlassen hat und jetzt in einer Schreibwarenhandlung arbeitet. Ich wünsche ihm alles Gute; von seiner Sorte gibt es nicht viele.

Da ich immer Workaholic gewesen war, konnte ich nur mit Grausen an mein bevorstehendes Leben als Rentner denken. Mein Vater führte bis zu seinem Tode im Alter von 86 Jahren ein kleines Steuerberatungsbüro. Obwohl ich eigentlich nie darüber nachgedacht hatte, war mir nun klar, daß ich genauso lang arbeiten wollte.

Drei Jahre zuvor war mein alter Schulkamerad und lebenslanger Freund Peter Hewitt in Rente gegangen. Er hatte als Ingenieur in einer sehr guten Position für ein Versicherungsunternehmen gearbeitet, eine Aufgabe die er anscheinend sehr gern hatte. Als ich ihn fragte, was er denn in Zukunft so den ganzen Tag zu tun gedenke, erzählte er mir, daß er als Rentner Golf spielen würde. Ich schüttelte den Kopf und sagte ihm, daß ich bis ins hohe Alter arbeiten wolle, denn Verkaufen sei für mich mein Leben und ich könne mir nichts anderes vorstellen. Wie falsch ich doch lag!

Meine überraschende Pensionierung stellte zunächst ein finanzielles Problem dar. Vor Jahren hatte ich eine Versicherungspolice abgeschlossen, die ich nach meiner Pensionierung in eine Rente hätte umwandeln können. Leider ließ ich mich vom Vertreter überreden, eine Police zu wählen, die ich mir im Notfall bar ausbezahlen lassen konnte. Ich dachte zunächst, dies sei der richtige Weg, aber es war der falsche. Das Finanzamt pfändete die Police und ließ sie bar auszahlen. Wenn ich hingegen eine Police gewählt hätte, die ich erst nach meiner Pensionierung bar ausgezahlt bekommen hätte, wäre die Summe sicher gewesen und hätte sich auch besser rentiert.

Ich verfügte noch über weitere drei Policen, aber sie waren nur sehr klein und der gesamte ausbezahlte Jahresbetrag betrug weniger als mein Wochenverdienst als Vertreter.

Sylvia beruhigte mich: »Kein Grund, sich Sorgen zu machen. Irgendwie schaffen wir es schon, wie immer.« Sie war so zuversichtlich, daß ich die Angelegenheit ihr überließ. Sie stellte einen Antrag auf Behindertengeld für mich, der bewilligt wurde, und schließlich erhielt Sylvia noch Pflegegeld. Dazu kam noch ein Unterstützungsgeld vom Gesundheits- und Sozialministerium. Früher wäre ich meilenweit gelaufen, ehe ich Unterstützungsgeld oder Ähnliches angenommen hätte. Aber jetzt sagte ich mir, daß ich dem Finanzamt viel mehr als meinen Anteil gezahlt hatte, von dem wahrscheinlich die Hälfte der Arbeitslosen von Lancashire unterstützt wurden.

Vor meiner Krankheit wäre ich vermutlich vollkommen Herr der Lage gewesen, hätte mich an einen Tisch gesetzt und einen Finanzplan ausgearbeitet, der für uns angemessen gewesen wäre.

Jetzt nahm ich die Worte von Sylvia, daß wir es schon irgendwie schaffen werden, einfach hin.

## II

## *Gedächtnisverlust*

Sylvia versuchte bereits seit Monaten, mich zu einem Arztbesuch zu überreden, aber ich weigerte mich standhaft. Als unsere Tochter ihr erzählte, daß ich sie im Lift nicht erkannt hatte, entschied Sylvia, daß sie das jetzt nicht mehr länger mitansehen wolle.

»Tut mir leid, aber du mußt dringend einen Arzt aufsuchen, und wenn ich dich eigenhändig dorthin zerren muß. Ruth, ruf bitte wegen eines Termins an, die Nummer steht auf dem Notizblock.«

Ruth hob den Hörer ab, um einen Termin zu vereinbaren, legte aber wieder auf, als die Sprechstundenhilfe sie um einen Rückruf am nächsten Morgen bat, da sie bereits Feierabend hätte und im Begriff sei, zu gehen.

»In Ordnung, ich vereinbare als allererstes morgen früh einen Termin«, sagte Sylvia. »Du mußt wirklich unbedingt zum Arzt. Du bist in letzter Zeit so vergeßlich, irgend etwas ist da nicht in Ordnung.«

»Ich bin nicht vergeßlich«, murmelte ich. »Mir schwirrt nur einiges im Kopf herum. Jemand hat versucht, meine Garage aufzubrechen.«

»Deine also auch! Ich sprach schon mit Don und er erzählte mir, daß sie einige seiner Schallplatten gestohlen haben. Er ist sehr verärgert, weil einige davon Originalaufnahmen sind, die unersetzlich sind. Konnten Sie in deine Garage einbrechen?«

»Nein, aber sie brachen noch in eine oder zwei andere ein. Wer ist Don?«

Sie schaute mich an. »Du weißt schon. Don. Er wohnte ein Stockwerk unter uns. Don Estelle. Du kennst doch Don?«

»Ach ja, natürlich. Don. Klar kenne ich ihn.« Ich log. Ich konnte mich an keinen Don erinnern. Aber sie meinte wohl, ich sollte, also tat ich ihr den Gefallen. Mir stand in letzter Zeit wirklich nicht der Sinn nach Plaudern und Blödeln. Nur warum sagt sie »Mum« zu mir, und warum sagt sie mitten im Winter, es ist warm? Ich berührte den Heizkörper, aber er war nicht wärmer als sonst auch.

»Aber nicht einmal mich hast du erkannt.« Ruth unterbrach meine Überlegungen. Sie schien sehr aufgebracht.

»Aber das hat nichts mit meinem Gedächtnis zu tun. Du weißt ganz genau, wie kurzsichtig ich ohne Brille bin.«

»Aber du hast deine Brille auf!«

Ich faßte mit einer Hand nach der Brille. »Aha, anscheinend habe ich sie aufgesetzt, als ich heimkam.«

»Nein, hast du nicht. Du hast sie die ganze Zeit über getragen.«

Meine Güte, das artete ja allmählich in ein Verhör aus! Bald würden sie mich mit einer Lampe blenden und mich an einen Lügendetektor anschließen. Ich fuhr Ruth heftig an, um das Gespräch zu beenden: »Du weißt ja, wie dunkel es im Lift ist. Im übrigen möchte ich darüber nicht mehr sprechen. Ich habe noch etwas zu erledigen.«

Ich verließ eilig den Raum und ging in mein Arbeitszimmer, wo ich ein Buch nahm und vortäuschte, es zu lesen, falls jemand hereinkommen sollte.

Ich grübelte vor mich hin. Einen Arzt konnte ich nicht aufsuchen, der würde mich unter Umständen für fahruntauglich erklären. Und der Führerschein war für einen Vertreter unverzichtbar. Mit 55 Jahren würde ich nur schwer eine Anstellung in einem anderen Beruf bekommen. Abgesehen von Krankheit und Ferien habe ich mein ganzes Leben lang gearbeitet. Jetzt hatte ich Angst vor dem Gedanken, ohne Arbeit sein zu müssen. Nicht allein finanzielle Fragen spielten dabei eine Rolle. Obwohl es schwierig werden würde, wußte ich, daß wir es irgendwie schaffen würden.

Schlimmer war der Gedanke, ohne Beschäftigung dazustehen. Für einen Workaholic wie mich war der Gedanke an Müßiggang ein Alptraum.

Gott sei Dank sprachen weder Sylvia noch Ruth am nächsten Tag das Thema »Arztbesuche« noch einmal an.

Am nächsten Morgen beim Frühstück verzog ich das Gesicht, als ich meinen Orangensaft trank.

»Was ist los, Liebling?« fragte Sylvia und nahm ebenfalls einen Schluck. »Es ist die Marke, die wir immer haben. Und meiner schmeckt ganz normal.«

»Nein, der Saft ist in Ordnung. Ich hatte nur gerade etwas Zahnschmerzen, das ist alles.«

Im selben Augenblick merkte ich, daß ich etwas Falsches gesagt hatte. Sylvia fragte: »Soll ich beim Zahnarzt einen Termin ausmachen?«

»Nein, ist schon in Ordnung. Aua!« Nichts war in Ordnung. Ich beendete mein Frühstück und hielt den Kopf zur Seite, damit der Zahn nicht wieder schmerzte. Sylvia telefonierte gleich nach Sprechzeitbeginn mit der Arzthelferin. Ich konnte sie durch die offene Tür meines Arbeitszimmers sprechen hören. Eigentlich hoffte ich, daß heute kein Termin mehr frei wäre. Ich hatte kein Glück.

»Ja. Blank ist der Name«, hörte ich sie sagen. »Louis

Brian ... Moment mal, vor zwölf Monaten glaube ich ...
Ja ... heute morgen beim Frühstück ... Ja danke, elf Uhr.
Ich sage es ihm. Danke schön.«

Sie betrat mein Arbeitszimmer. »Du hast einen Termin
um elf. Soll ich mitkommen?«

»Natürlich nicht. Ich kann sehr wohl allein zum Zahnarzt gehen.«

»Ja, natürlich kannst du das, Liebling. Aber in letzter
Zeit benimmst du dich ein bißchen merkwürdig. Ich dachte, es wäre angenehmer für dich, wenn ich dich begleite.«

»Ich benehme mich überhaupt nicht merkwürdig. Mir
schwirrt nur einiges im Kopf herum. Das ist alles. Aber
wenn ich mit der Sache hier fertig werden will, bevor ich
zum Zahnarzt gehe, muß ich mich ranhalten.« Ich beugte
mich über einen kleinen Elektromotor, den ich neu verdrahtete. Sylvia verstand die Andeutung und ließ mich allein. Wahrscheinlich hoffte ich insgeheim, daß wir beide
die ganze Sache vergessen würden. Aber bei Dingen wie
Zahnarztterminen ist Sylvia unerbittlich. Um 10 Uhr 30
brachte sie mir meinen Mantel und verabschiedete mich.

»Blank?« fragte die Sprechstundenhilfe etwas verwirrt.
»So wie es aussieht, habe ich sie nicht auf der Liste. Wann
wurde der Termin vereinbart?«

»Meine Frau hat heute morgen angerufen. Aber das
macht nichts. Wenn sie mich nicht auf der Liste haben,
komme ich ein andermal.«

»Einen Moment«, sagte sie, »Ich schaue nur schnell
nach, wann sie das letzte Mal hier waren und gebe Ihnen
einen neuen Termin.« Sie blickte auf ihren Computerbild-
schirm und prüfte meine Daten. »Hm, hier steht, daß Sie
seit fast drei Jahren nicht mehr hier waren.«

»So lange schon?«, fragte ich erstaunt.

»Ja, Louis Brian Blank aus ...« Sie las meine Adresse vor und ich bestätigte ihr, daß das meine Personalien waren.

»Nun, wie wäre es mit nächstem ...«, begann sie, stockte kurz und sah von ihrem Bildschirm auf. »Ah, ich bringe Sie doch noch heute vormittag unter. Ein Termin wurde abgesagt.« Meine Hoffnung fiel wie ein Soufflé zusammen. Ich hatte keine Zahnschmerzen mehr und wollte von dieser ganzen Sache nichts mehr wissen. Aber ich bekam einen freien Termin in einer Viertelstunde, und so entschloß ich mich widerwillig zu warten. Ich sah auf die Uhr. Wenn sie mich nicht innerhalb von 15 Minuten aufrief, würde ich ihr sagen, ich könne nicht länger warten, und Sylvia einen neuen Termin vereinbaren lassen, am besten in zehn Jahren.

Es waren noch einige andere Leute im Wartezimmer. Unter anderem eine Frau mit einer sechs oder sieben Jahre alten Tochter und ein älteres Ehepaar, das sich leise am Fenster miteinander unterhielt. Neben einem Geschäftsmann, der ständig auf die Uhr sah und etwas vor sich hinmurmelte, war noch ein Platz frei. Ich setzte mich und da ich meine Nervosität verbergen wollte, nahm ich die nächstbeste Zeitschrift und tat so, als würde ich diese lesen. Jemand stupste mich an und ich wandte mich dem Geschäftsmann zu.

»Hier wartet man immer eine Ewigkeit.« Anscheinend wollte er ein Gespräch anknüpfen, um sich abzulenken.

»Ja«, sagte ich. »Aber ich habe nicht viel Zeit. Wenn ich nicht in ein paar Minuten an die Reihe komme, muß ich wohl ein andermal kommen.«

»Ich auch«, antwortete er bedrückt.

Ich hatte den Eindruck, daß er ein bißchen nervös war. Also wollte ich ihn ein wenig aufmuntern. »Sie werden es kaum für möglich halten, aber ich bin fast 60 und habe immer noch alle eigenen Zähne.«

»Tatsächlich«, antwortete er und sah wieder auf seine Uhr.

»Ja.« Ich lachte. »Letzte Woche habe ich die letzte Rate bezahlt.«

Er sah mich an und murmelte etwas, nahm die nächstbeste Zeitschrift und entdeckte anscheinend einen sehr spannenden Artikel. Nach zehn Minuten legte ich meine Zeitschrift weg. Es lohnte sich nicht mehr, die letzten fünf Minuten noch zu warten. Offensichtlich hatten sie für mich heute keine Zeit. Ich stand gerade auf und wollte gehen, als die Sprechstundenhilfe aufblickte und mich ansprach.

»Sie können jetzt hineingehen, Herr Blank. Die erste Tür links im Gang. Herr Jackson erwartet Sie bereits.«

Ich konnte mich an keinen Herrn Jackson erinnern, aber anscheinend kannte er mich. »Setzen Sie sich doch, Herr Blank«, sagte er und wies auf einen unheilvollen schwarzen Ledersessel.

»Ich bin gleich bei Ihnen. Es ist schon eine Weile her, seit Sie das letzte Mal hier waren. Schauen wir mal, ob sich etwas verschlechtert hat.«

Ich saß im Stuhl und er begann die Behandlung, indem er mir mit einer kleinen Lampe in die Augen leuchtete. Ich hatte schon von Hypnose als Mittel zur Schmerzvermeidung gehört, aber dachte bisher, daß zuerst das Einverständnis des Patienten eingeholt werden muß. Aber ich wollte so schnell wie möglich alles überstehen und fragte nicht nach.

Er leuchtete in beide Augen und als er wissen wollte, ob ich den kleinen roten Punkt auf der Wand vor mir sehen könne, dämmerte es mir.

Also deshalb waren so viele Brillengestelle an den Wänden!

Ich wollte nicht, daß der Optiker mich für verrückt hielt und ließ ihn mit der Analyse fortfahren.

Dann mußte ich auch noch die ganze Prozedur der Wahl eines neuen Gestells durchmachen.

»Ihre Brille ist am Donnerstag, spätestens am Freitag fertig. Wir werden Sie zu Hause anrufen, ich habe ja Ihre Nummer«, rief mir die Sprechstundenhilfe hinterher, als ich ging.

Als ich heimkam, rief Sylvia aus der Küche nach mir.

»Wo zum Teufel warst du? Der Zahnarzt rief an und fragte mich, wo du bleibst. Ich sagte ihm, daß du bereits seit einiger Zeit aus dem Haus bist. Vor ein paar Minuten habe ich ihn noch einmal angerufen und er sagte mir, daß du immer noch nicht da bist. Was ist passiert?«

»Ach«, sagte ich. »Ich hatte ein Staubkorn im Auge und auf dem Weg zum Zahnarzt kam ich beim Optiker vorbei. Also bin ich schnell reingegangen, um es herausholen zu lassen. Sie sagten mir, ich solle warten, führten an mir eine komplette Augenuntersuchung durch und sagten mir dann, daß ich eine neue Brille brauche. Sie ist am Donnerstags oder Freitag fertig.«

»Das nenne ich geschäftstüchtig!« sagte Sylvia. »Ich rufe sie an und sage denen mal gehörig die Meinung.«

»Nein, laß mal«, sagte ich. »Wenn sie sagen, daß ich eine neue Brille brauche, dann ist das vermutlich in Ordnung. Sie haben mich sehr gründlich untersucht. Deshalb versäumte ich den Termin beim Zahnarzt.«

»In Ordnung«, sagte Sylvia. »Dieses Mal nehmen wir die Brille noch, aber das nächste Mal gehen wir zu einem anderen Optiker. Ich finde, es ist kein normales Geschäftsgebaren, Leute auf diese Weise von der Straße ins Geschäft zu zerren.«

Trotz mehrerer ähnlicher Vorfälle redete ich mir ein, daß ich nicht krank sei. Ich sagte mir, daß die Gedächtnislükken durch Sorgen bedingt waren. Daß ich meine Tochter nicht erkannt hatte, führte ich darauf zurück, daß sie vielleicht eine neue Frisur hatte oder sonst was neues.

Als Vertreter steht man immer unter Streß, und ich genoß das. Ich fand den Beruf aufregend. Die großartigen Stimmungshochs mit Adrenalin im Blut, wenn ich einen Vertrag abschloß, der anderen nicht gelungen wäre. Das zählte mehr als die trostlosen Flauten, wenn ich seit mehreren Tagen nichts verkauft hatte. Der Streß hatte aber später Folgen für mich. Ein Teil des Stresses machte ich mir zwar selbst, aber ein großer Teil kam von außen. Etwas Streß wurde auch mit Absicht von der Firma erzeugt.

Ein Beispiel hierfür ist die Verfahrensweise beim Vereinbaren von Terminen. Da es äußerst wichtig war, daß Ehemann *und* Ehefrau zu Hause sind, wenn der Vertreter vorbeikommt, wurden die Termine zwischen Montag und Freitag auf den Abend gelegt. Einer vom Innendienst rief die Kunden nach 17.30 Uhr an, um vorher sicherzustellen, daß beide Ehepartner zu Hause waren.

Wenn die Termine vereinbart waren, wurde der entsprechende Vertreter verständigt. Ihm wurde die abgesprochene Uhrzeit, der Name und die Adresse des Kunden mitgeteilt. Ich saß meist wie auf glühenden Kohlen in Erwartung meines täglichen Abendanrufs, denn dann hatte ich nicht viel Zeit, die entsprechenden Straßenkarten herauszusuchen, meine Route zu planen und zu der angegebenen Adresse zu fahren, die normalerweise 100 Meilen und weiter weg war.

Ich fragte mich oft, warum es keine Kunden in der Nähe von Manchester gab, die an Küchen interessiert waren. Eines Tages kam ich drauf. Ich hatte einen Termin in *Newcastle-upon-Tyne* wahrgenommen und rief am nächsten Tag die Vertreterin, die in Newcastle wohnte, wegen einer anderen Angelegenheit an. Ich erwähnte, daß ich den Abend zuvor einen Kunden in ihrer Nähe gehabt hatte. Als sie mir erzählte, daß ihr für den gestrigen Abend ein Termin in Middleton, nur ein paar Meilen von meinem Haus entfernt, zugeteilt worden war, war ich fest entschlossen, den Verkaufsleiter David Langer zu fragen, warum Termine nicht dem nächstgelegenen Vertreter zugeteilt wurden.

Ich mußte diesen Morgen ohnehin im Büro vorbeischauen, also stattete ich seinem Büro einen kurzen Besuch ab. Er sagte mir, daß Termine mit Absicht dem am weitesten entfernten Vertreter zugeteilt wurden und erklärte mir seine Philosophie: Wenn Vertreter Zeit und Benzin durch Zurücklegen einer langen Strecke zum Kundentermin investieren müssen, sind sie entschlossener, einen Vertragsabschluß zu erreichen, als wenn die Kunden gleich um die Ecke wohnen. Irgendwie war das eine verquere Logik, denn meiner Meinung nach kommt ein Abschluß eher zustande, wenn der Vertreter ausgeruht aussieht, als wenn er dem Kunden ermüdet durch eine lange Fahrt gegenübertritt. Die Firma hätte auch mit Sicherheit die Philosophie überdacht, wenn sie das Benzin hätte selbst zahlen müssen.

Als der Streß anfing, mir zu schaffen zu machen, fürchtete ich mich allmählich vor den abendlichen Anrufen. Ich hoffte immer öfter, daß ich abends keinen Termin mehr hätte. Das war vollkommen konträr zu meiner früheren Einstellung. Der Gedanke an eine Zwei-Stunden-Fahrt am Abend, ein drei- oder vierstündiges Kundengespräch und die Heimfahrt tief in der Nacht verursachte mir Bauchschmerzen. Ich fürchtete Heimfahrten, bei der die Ermüdung groß war. Vor einigen Jahren hatte ich für *Vogel Kitchens* gearbeitet und damals starb ein Kollege von mir, Duncan Wyllie, bei einem Autounfall. Andere Autos waren am Unfall nicht beteiligt, er fuhr einfach gegen einen Brückenpfeiler. Der Bericht des Coroners stellte fest, daß der Straßenbelag trocken gewesen war und keine Schleuderspuren vorhanden waren. Daher war die einzig mögliche Schlußfolgerung, daß Duncan am Steuer eingeschlafen war.

In letzter Zeit ertappte ich mich öfters dabei, wie ich am Steuer einnickte. Ich fuhr dann immer an der nächsten Autobahnausfahrt ab und legte mich eine Viertelstunde aufs Ohr. Manchmal war aber die nächste Ausfahrt noch einige Meilen entfernt, und ich hatte immer mehr Schwierigkeiten, mich zu konzentrieren. Ich war kurz davor, meinen Beruf als Vertreter an den Nagel zu hängen und mir einen Bürojob zu suchen.

Einige Tage danach wurde mir die Entscheidung leichter gemacht. Ich war nach einem Kundentermin in Northumberland auf dem Heimweg. Mein »Wechselkurs«, d.h. Verkäufe im Vergleich zu Anrufen, war normalerweise ziemlich gut, aber in letzter Zeit sank er deutlich. Ich hatte an diesem Abend keinen Vertrag abschließen können und verließ den Kunden gegen 23.30 Uhr.

Es war gegen 1.30 Uhr, es regnete in Strömen und ich war müde und niedergeschlagen. Für mich war Autofahren immer ein Vergnügen gewesen, aber in letzter Zeit war das anders. Manchmal strengte es mich wirklich an, und ich mußte oft anhalten und im Straßenatlas nachsehen, wenn ich nicht mehr weiterwußte. Das gleiche passierte mir bei der Heimfahrt: Egal wie weit es war, die Strecke kam mir immer länger und deprimierender vor, wenn ich nichts verkauft hatte.

Ich mußte mich beim Fahren mehr konzentrieren als früher, besonders nachts. Jetzt bei strömendem Regen war die Sicht schlecht, und die Straßenbeleuchtung verursachte trügerische Lichtreflexe auf dem Straßenbelag.

Auf der Straße ging es für die späte Stunde noch ziemlich lebhaft zu. Ich hielt an einer Ampel, als ein Auto vor mir langsam die Straße überquerte. Ich sah wie verkrampft und mit welch angespanntem Gesichtsausdruck der Fahrer durch die Windschutzscheibe starrte. Er hatte mit dem Wetter die gleichen Probleme wie ich.

Ich seufzte, als die Ampel endlich Grün zeigte. Ich war fast zu Hause und entspannte mich allmählich.

Ich näherte mich dem letzten Kreisverkehr auf dem Heimweg – einem Kreisverkehr, den ich dutzende Male vorher passiert hatte.

Aber als ich mich ihm näherte, wurde ich plötzlich unsicher: Hat der Verkehr Vorfahrt, der in den Kreisverkehr von links einbiegt, oder hat der Vorfahrt, der bereits im Kreisverkehr ist und von rechts kommt? Ich überlegte krampfhaft.

Durchschnittlich fuhr ich 40 000 Meilen im Jahr. Ich war mehrere Jahre lang Prüfer für den Motorradführerschein gewesen, und jetzt konnte ich mich plötzlich nicht mehr erinnern, wie die Vorfahrt bei einem Kreisverkehr geregelt war!

Es war bereits zu spät, als ich mit dem Nachdenken anfing. Ein Lastwagen, der sich bereits im Kreisverkehr befunden hatte, fuhr mich an, als ich vor ihm einbiegen wollte, und mein drei Wochen altes Auto hatte nur noch Schrottwert.

Gott sei Dank gab es keine Verletzten.

Es war ganz allein mein Fehler. Ich war zu der falschen Schlußfolgerung gekommen, daß der Verkehr von links statt der von rechts Vorfahrt hatte.

Sylvia vereinbarte einen Termin beim Arzt und schließlich nahm ich ihn widerstrebend wahr.


Das Wartezimmer am nächsten Morgen war fast voll, als Sylvia und ich eintraten. Mir kam es wie eine Ewigkeit vor, bis die Sprechstundenhilfe meinen Namen aufrief. Ich überlegte, ob einer der anderen Patienten bemerkt haben könnte, daß ich wegen eines geistigen Problems hier war. Ich schneuzte mich laut und rieb meine Augen und hoffte, ihnen dadurch zu verstehen zu geben, daß ich erkältet war. Eine Frau im mittleren Alter neben mir stand auf und setzte sich auf einen anderen Stuhl, weit weg von mir. Also schien mein Theater zu funktionieren.

»Nun, wo liegt das Problem?« fragte Dr. Ness, als wir ihm schließlich gegenübersaßen.

Dr. Ness war mir immer sympathisch gewesen. Er führt die Arztpraxis allein und vermittelt einem das Gefühl, daß er sich wirklich um die Gesundheit seiner Patienten kümmert.

Wir waren früher in einer größeren Praxis gewesen, in der man froh sein konnte, wenn einen derselbe Arzt behandelte, wenn man zweimal hintereinander hinging. Sie riefen Nummern auf und nicht Namen.

»Nun, wo liegt das Problem?« Dr. Ness wiederholte seine Frage. Ich überlegte, ob das eine Begrüßungsfloskel war, und versuchte abzuschätzen, wie oft er diesen Satz an einem Tag bei einem voll besetzten Wartezimmer sagen mußte. »Herr Blank, ich habe Sie gerade gefragt, wo das Problem liegt.«

Ich wunderte mich: Warum sprach er so laut? Hielt er mich für taub oder was?

»Geht es um sein Gehör?« fragte er Sylvia. Jetzt mußte ich mich auf die Beantwortung seiner Frage konzentrieren und über nichts sonst nachdenken.

»Nein, sein Gehör ist in Ordnung. Nur scheint er allmählich in seiner eigenen Welt zu leben.«

Sie gab mir einen Stoß in die Rippen. »Aber das erzählt er Ihnen am besten selbst«, sagte sie zum Arzt gewandt.

»Ja, ja, laß mir etwas Zeit«, sagte ich. »Ich glaube, etwas stimmt mit meinem Gedächtnis nicht. Vor einigen Wochen konnte ich nicht einmal meine eigene Tochter wiedererkennen.«

Er untersuchte mich so gründlich, daß ich mir schon Gedanken um die anderen Patienten machte, die draußen noch warteten.

Schließlich wandte er sich an Sylvia.

»Seit wann haben Sie diese Veränderung an ihm festgestellt?«

»Ich weiß gar nicht, es kam allmählich – bestimmt seit einigen Monaten – vielleicht auch ein Jahr oder zwei.«

»Hm, und haben Sie irgendeine Vorstellung, was mit ihm nicht in Ordnung ist?«

»Nein, ich dachte, Sie können mir das sagen.«

»Nun, vielleicht liege ich falsch. Ich muß einige Untersuchungen vornehmen, um andere Ursachen auszuschließen ...« Er schwieg und Sylvia wartete geduldig auf die Fortsetzung. Ich wollte, daß er endlich fortfuhr, so daß wir heimgehen konnten.

»Ich glaube«, fuhr er fort, »daß Ihr Gatte möglicherweise an präseniler Demenz leiden. Ich werde ihn an einen Spezialisten überweisen.«

»Aber er ist erst 55; ein bißchen jung dafür, finden Sie nicht?«

»Nein, präsenile Demenz kann in jedem Alter auftreten. Mit zunehmenden Alter tritt sie gehäuft auf und dann wird sie im allgemeinen als Morbus Alzheimer bezeichnet. Es gibt also zwei Namen für dieselbe Krankheit. Es wurden bereits Alzheimer-Fälle im Alter von 25 Jahren nachgewiesen. Aber die Krankheit ist sehr schwer zu diagnostizieren und ich bin keineswegs sicher, daß ihr Mann wirklich darunter leidet. Deshalb möchte ich einen zweiten Arzt hinzuziehen.«

Er sah mich an, als ob er prüfen wollte, ob ich verstand, über was sie redeten. Hielt er mich für ein Kind oder was? Alle schwiegen einen Augenblick und dann sah mich Dr. Ness erwartungsvoll an, als ob er einen Kommentar hören wollte.

»In Ordnung, Doc. Sie sind der Boß«, sagte ich und scheiterte kläglich mit meiner Bugs-Bunny-Imitation. Ich wußte, was Morbus Alzheimer bedeutet. Ich kannte die Folgen, die sie für meine Mutter kurz vor ihrem Tod gehabt hatten. Ich wollte aber positiv denken und nicht über etwas nachgrübeln, ehe das Problem nicht einen Namen hatte.

Bevor wir die Praxis verließen, rief Dr. Ness bei einem

Spezialisten an. Ich sollte ihn am nächsten Mittwoch aufsuchen. Er schlug vor, daß Sylvia mich begleitete.

Wir suchten den Spezialisten, Dr. Sherpa, im *Birch Hill Hospital* auf. Bei unserer Ankunft war das Personal sehr hilfsbereit und freundlich. Ich fühlte mich etwas unwohl. Waren sie so freundlich, weil es eine psychiatrische Einrichtung war und weil sie einen besänftigen wollten? Hat vielleicht jeder, der am Mittwoch morgen vorspricht, Alzheimer?

Ich sah mich im Wartezimmer um und sah den sorgenvollen Gesichtsausdruck der anderen Patienten. Ob ich wohl auch so aussah? Ich nahm eine Zeitschrift und bevor ich einen Blick hineinwerfen konnte, kam die Sprechstundenhilfe und bat uns ins Sprechzimmer.

Dr. Sherpa machte einen sehr jungen Eindruck verglichen mit seiner Position. Aber seine geduldige und ruhige Art wirkte beruhigend auf mich. Er stellte Sylvia Fragen und hörte ihre Antworten aufmerksam an.

Es waren Dinge, die mir bis dahin auch nicht aufgefallen waren. Ich war etwas unangenehm berührt und stupste sie, damit sie aufhörte. Aber nachdem sie erst einmal angefangen hatte, war es, als wären Schleusen geöffnet worden.

Nach einer gründlichen Untersuchung kam er zu der Schlußfolgerung: »Ja, ich habe den Verdacht, daß Sie möglicherweise an Morbus Alzheimer leiden.« Er sei sich aber erst sicher, wenn er die Ergebnisse von verschiedenen Blutuntersuchungen vorliegen habe. Er bat uns aber, nicht allzuviel Hoffnung zu hegen, da sie vermutlich nur seine Diagnose bestätigen würden.

Er gab uns Ratschläge, aber seine Worte waren für mich ohne Bedeutung. Die letzten Tage hatte ich in der Bücherei verbracht und mich über die Krankheit informiert. Durch die Bestätigung der Diagnose war ich am Boden zerstört. Ich hielt mich krampfhaft am Tisch des Arztes fest, da sich alles um mich herum drehte, und glitt in die Traumwelt ab, in der ich in letzter Zeit immer öfter gewesen war.

Ich konnte das Gespräch zwischen Dr. Sherpa und Sylvia hören und verstand, was sie sagten. Aber es schien für mich ohne Bedeutung zu sein. Als sie mir Fragen stellten, wartete ich darauf, daß jemand anderes antwortete.

Erst als mich Sylvia kräftig in die Rippen stieß, erwachte ich aus meinem Traum. »Der Arzt sagt, daß er dir Tabletten mitgibt. Er will noch einmal eine Blutprobe zur Untersuchung einschicken. Kannst du nächste Woche wieder herkommen?«

Wahrscheinlich hatte ich seine letzten Worte vergessen oder ignoriert. Ich antwortete: »Ja, anzunehmen. Sie meinen also, wir bekommen dann die Ergebnisse der Untersuchung? Vielleicht habe ich gar nichts?«

Dr. Sherpa warf mir einen ernsten und traurigen Blick zu. Er sah sehr besorgt aus, und ich hatte nicht den Eindruck, als ob er diesen Ausdruck nur aufgesetzt hätte. »Nein. Wie gesagt möchte ich Ihnen keine falschen Hoffnungen machen. Die Blutuntersuchung wird leider nur noch die letzte Bestätigung sein. Es tut mir leid, meiner Meinung nach besteht nicht der leiseste Zweifel, daß Sie Morbus Alzheimer haben.«

Formalität hin oder her, ich gab so leicht nicht auf. »Ich war der Meinung, der einzige Weg, Alzheimer zu diagnostizieren, ist eine Gehirnobduktion. Bei lebenden Menschen gibt es doch keine hundertprozentige Diagnose, oder?«

»Ja, da haben Sie recht. Die gibt es nicht. Aber da alle anderen möglichen Ursachen ausgeschlossen werden konnten, bleibt nur diese eine Diagnose übrig, die zu Ihren Symptomen paßt. Wir haben durch die Untersuchungen bereits alle anderen Ursachen ausgeschlossen, die Blutuntersuchung ist nur noch die Bestätigung – und es wird bei dieser Diagnose bleiben.«

Ich murmelte etwas und ging zur Tür. Ich wollte nur noch weg. Ich war mir sicher, daß ich nicht an Alzheimer erkrankt war. Sobald die Laborwerte auf dem Tisch liegen würden, müßte mir der liebe Herr Doktor Recht geben.

Ich wollte nach Hause und nicht mehr darüber nachdenken. Es lohnte sich wirklich nicht, sich Sorgen zu machen; denn ich war sicher, das Ganze würde sich in ein paar Tagen als Irrtum herausstellen.

Um nicht in die Augen von jemanden sehen zu müssen, hielt ich den Kopf gebeugt, als wir das Sprechzimmer verließen. Jetzt warteten einige Leute mehr als vorher. Ich fragte mich, wieviele davon ähnliche Nachrichten wie ich erhalten würden. Als wir durch die großen Doppeltüren gingen, warf ich kurz einen Blick zurück, und ein Satz kam mir in den Sinn: »Lasset alle Hoffnung fahren, die ihr hier eintretet.« Ich erwartete schon fast, es oberhalb der Tür eingemeißelt zu sehen.

Als wir den Krankenhausbereich verließen, nahm mich Sylvia an der Hand und führte mich über die Straße.

Vor ein paar Wochen wäre es noch umgekehrt gewesen.

# III

## *Die Diagnose bestätigt sich*

Die darauffolgende Woche suchten wir Dr. Sherpa noch einmal auf. Ich war voller Ungeduld und wollte wissen, ob es Neuigkeiten gab. Meine Ungeduld wuchs, als er mich fragte, wie es mir ginge und anschließend einige Minuten mit mir über dies und das plauderte, bevor er schließlich auf den Punkt kam.

»Das Ergebnis der Blutuntersuchung kam gestern.« Er hielt inne und schob Papiere auf seinem Schreibtisch umher. Ich wollte ihn drängen fortzufahren, aber irgend etwas schnürte meine Brust ein, und mein Mund war so trocken, daß ich kaum sprechen konnte. Fast dachte ich, ich würde einen Herzanfall bekommen, und ich erinnere mich noch daran, daß es mir durch den Kopf schoß, daß eine Arztpraxis wahrscheinlich der beste Ort war, einen zu haben. Endlich fuhr er fort: »Ich habe auch die Ergebnisse Ihrer Gehirnuntersuchung erhalten. Leider sind beide Ergebnisse negativ.«

»Negativ! Sie meinen, ich habe gar keinen Alzheimer?«

»Nein, tut mir leid. Negativ heißt, daß Sie Morbus Alzheimer haben. Die Blutuntersuchung hat nun die letzte Lücke geschlossen. Die Resultate sind nun eindeutig. Die Laborwerte ... es besteht kein Zweifel an der Diagnose und ...«

Er wollte weiterreden, aber ich unterbrach ihn. »Wie lange also. Wie lange habe ich noch?«

»Na ja, das kommt darauf an, was Sie damit meinen. Sie können noch jahrelang leben ...«

»Das interessiert mich nicht, Dr. Sherpa. Wie lautet die Prognose?« Ich bildete mir ein, wenn ich ganz emotionslos bliebe und wie in einer medizinischen Diskussion fragte, würde er mir ohne besänftigendes Geschwafel antworten. »Wie lange, schätzen Sie, kann ich einen Großteil meiner geistigen Fähigkeiten behalten?«

»Wer kann das sagen?« begann er.

»Sie können es«, dachte ich. »Sie brauchen nicht um den heißen Brei herumreden. Sie sind verdammt noch mal der Arzt, Sie wissen es!« Mir wurde klar, daß ich ganz und gar ungerecht war, aber ich wollte mich über irgend jemanden aufregen.

Vielleicht erriet er aus meinem Gesichtsausdruck meine Gedanken. Er sah mich an und fuhr fort: »Wir wissen sehr wenig über fortschreitende Demenz. Der zeitliche Ablauf variiert erheblich bei den einzelnen Patienten. Einige degenerieren innerhalb von Monaten, bei anderen dauert es Jahre. Manchmal viele Jahre.«

Er hielt erneut inne und sah uns beide an. Sylvia war während des Gesprächs immer stiller geworden. Das Reden überließ sie meist mir. Ich stellte eine Frage, auf die ich bereits die Antwort wußte. Vielleicht hoffte ich, Dr. Sherpa würde mir eine andere Antwort geben als die, vor der ich mich fürchtete.

»Und stagniert bei einigen die Krankheit ... oder gibt es vielleicht sogar Heilung?«

»Nein, leider nicht. Die Degeneration ist immer progressiv. Nur der zeitliche Rahmen variiert.«

Ähnlich muß ich mich das letzte Mal vor 50 Jahren gefühlt haben. Als Kind war ich im Vergnügungspark von

Blackpool auf dem »Großen Bären«, eine Art Achterbahn, geritten. Es kam selten vor, daß unsere Grundschule eine Klasse für einen Tag an den Strand ließ. Die Erinnerungen an die Feiern des »Victoryday« waren noch wach. Da Japan kurz vor der Niederlage stand, schien es, als ob der Krieg dem Ende zuging. Endlich wurde die Düsternis der letzten Jahre durch einen schwachen Hoffnungsstrahl aufgehellt.

Ich hatte gelacht und mit den anderen herumgealbert, als die Kette den Wagen die langgestreckte Anhöhe hinaufzog. Als wir uns dem Gipfel näherten und der Wagen fast zum Stehen kam, so als ob er Luft holen wollte, erhob ich mich, um auf etwas mit dem Finger zu zeigen. Ich konnte die ganze Stadt und die Küste unter mir ausgebreitet sehen.

Der Wagen erklomm dann den Gipfel, die Schnauze senkte sich ... und die Welt fiel unter mir weg, als der Wagen kopfüber auf den so weit entfernten Boden zuraste.

Ich umklammerte jetzt den Stuhl im Sprechzimmer, als ob ich dieselbe Empfindung wie damals hätte.

Ich erinnere mich aber daran, daß mir klar war, daß etwas doch anders war: Auf dem »Bären« ließ die wilde Fahrt in den Abgrund alle Passagiere und nicht zuletzt mich aufkreischen. Jetzt waren diese Schreie nur in meinem Kopf.

Ich wäre vielleicht zusammengebrochen, aber etwas bewahrte mich davor. Ich hörte Sylvia fragen: »Und gibt es keine Heilung? Können Sie nichts tun, wirklich nichts?«

Und der Arzt antwortete: »Nein, nichts. Man kann nichts dagegen machen, die Krankheit ist unheilbar.«

Diese Antwort war meine Rettung.

Mein Leben lang haben mir Leute gesagt: Du kannst dies oder jenes nicht tun oder dies oder jenes ist unmöglich. Mein Leben lang habe ich Zeit und Energie darauf verwendet, meiner Umgebung das Gegenteil zu beweisen.

Ich verbrachte einige Wochen damit, alles Greifbare über diese Krankheit, über Morbus Alzheimer, zu erfahren. Zuerst ging ich in die Gemeindebibliothek in Rochdale und später in die Zentralbibliothek in Manchester.

Die Lektüre all dieser Bücher war deprimierend, aber ich fand bald heraus, daß es große Forschungslücken gab. Allerdings waren sich die meisten Autoren darüber einig, daß die Krankheit die Bildung winziger Plaqueflecken auf der Gehirnoberfläche verursachte. Aber keiner schien hierfür den Grund zu kennen. Neurofibrillenknäuel sind vermutlich die Hauptursache für den Gedächtnisverlust. Ich notierte mir dies, um es später weiterzuverfolgen.

Die vorherrschende Theorie stellte eine Verbindung zu Aluminiumvergiftungen her. Dann gab es Arbeiten, die dies wieder bestritten. Um auf Nummer Sicher zu gehen, bat ich Sylvia, alle Aluminiumkochtöpfe in unserer Küche rauszuwerfen und sie durch Emailletöpfe zu ersetzen.

Ich studierte die Inhaltsstoffe aller Arzneien in unserem Medikamentenschrank und stellte sie bis auf eines wieder zurück: eine Flasche Aludrox. Allein der Name hätte mir schon verraten können, welchen Inhaltsstoff sie enthielt. Wie ich bereits geschildert hatte, nahm ich zur Linderung meiner Magenprobleme jahrelang Aludrox, einen Säurepuffer. Erst jetzt stellte ich fest, daß der Hauptbestandteil Aluminiumhydroxid war. Da die medizinische Forschung immer noch Aluminium als eine der Ursachen von Morbus Alzheimer in Erwägung zog, wollte ich kein Medikament im Haus haben, das Aluminium enthielt. Ich bat Dr. Ness, mir ein Ersatzmedikament zu verschreiben, und er empfahl mir ein ähnliches Medikament namens Gaviscon, das kein Aluminium enthält.

Bei meiner Lektüre fand ich weitere Indizien für Verbindungen zwischen Aluminium und der Krankheit. Die Koinzidenz war unübersehbar: Aluminium wurde 1896 das erste Mal in raffinierter Form kommerziell produziert – und der Deutsche Alois Alzheimer entdeckte 1906 diese Krankheit.

Dr. Michael A. Weiner geht in seinem Buch »Reducing the Risk of Alzheimer's« auf diese Koinzidenz näher ein und nennt als Beleg Gehirnautopsien von Patienten, die an der Krankheit gestorben sind. Alle wiesen hohe Aluminiumkonzentrationen in den Neurofibrillenknäueln und in Zellen im Gehirngewebe auf. Anscheinend schützt eine Membran, die sogenannte Blut-Gehirn-Barriere, das Gehirn vor Toxinen. Wenn aber diese Barriere beeinträchtigt wird, zum Beispiel durch einen Schlag auf den Kopf, kann Aluminium in das Gehirn eindringen. Das ist ein langsam verlaufender Prozeß, der viele Jahre dauern kann.

Ich erinnerte mich an einen Motorradunfall im Jahre 1978 und fragte mich, ob dieser eine Rolle gespielt haben könnte.

Schon seit jeher bin ich ein leidenschaftlicher Motorradfahrer gewesen. Im Laufe der Jahre fuhr oder besaß ich eine ganze Reihe Motorräder. Ich nahm regelmäßig an Club- und Oldtimer-Rennen teil und fuhr ab und zu mit Chas Mortimer bei Clubveranstaltungen in der Rennschule, die er in Mallory Park betrieb.

Auch Sylvia war ganz begeistert von Motorrädern, und mit unserem Lebensstandard verbesserte sich auch die

Qualität meiner Motorräder. Wir fuhren mit ihnen, so oft es ging, und die paar kleineren Unfälle taten unserer Begeisterung keinen Abbruch.

Ich glaube aber, daß die Kopfverletzung, die ich bei einem der Unfälle davontrug, eine Rolle bei meiner späteren Erkrankung spielte.

1978 fuhr ich ein italienisches Motorrad, eine metallicgrüne Ducati 900 GTS. Sie hatte die für Italiener typische fürchterliche Elektroausstattung und die festen Fußrasten waren so niedrig angebracht, daß sie ständig Ärger machten. Es war einfach unmöglich, das Motorrad so weit zu neigen, daß man spüren konnte, wie gut es auf der Straße lag, bevor die Fußrasten den Boden berührten.

Wenn man dann versuchte, das Motorrad doch noch weiter herunterzudrücken, dann berührte die Fußraste den Boden, das Hinterrad ging nach oben und man landete im Straßengraben.

Das erfuhr ich am eigenen Leib.

Die Italiener hatten es als Tourenmotorrad entworfen. Es war auch nach wie vor ein Tourenmotorrad, obwohl der Rahmen der Maschine ähnelte, auf der Mike Hailwood einst die wichtigen Rennen gewonnen hatte. Das Motorrad hatte so viele Macken, daß jede Reise ein Abenteuer war. Ich fragte mich jedesmal wieder, ob ich mein Ziel erreichen würde.

Ich liebte das Motorrad heiß und innig.

Mit meiner Ducati fuhr ich hinter meinem Sohn Michael her, der auf einer Honda saß. Michael war gerade an einer Reihe parkender Autos vorbeigefahren, als ein Taxi vom Haltestand in die Straße einbiegen wollte. Ich nahm an, das Taxi würde einfach einbiegen und weiterfahren, also schwenkte ich nach rechts, um an ihm vorbeizufahren. Der Taxifahrer begann aber, auf der Straße zu wenden, da auf der anderen Straßenseite eine Kunde stand.

Da das Taxi jetzt seitwärts vor mir war, schwenkte ich nach links und hoffte, hinter dem Taxi durchschlüpfen zu können. Aber sobald mein Scheinwerfer in das Innere des Taxis leuchtete, merkte der Taxifahrer plötzlich, daß ich näherkam, bremste scharf und blieb quer vor mir stehen.

Ich fluche selten, aber Sylvia, die Sozia war, sagte, daß ich bei dieser Gelegenheit lauthals geschimpft hatte. Sie hörte mich über unserer Sprechanlage, ließ sich hinten vom Motorrad fallen, und ich fuhr in das Taxi hinein und schlug einen Purzelbaum über die Motorhaube.

Auf der anderen Seite des Taxis stand ich auf und lief zurück, um nachzusehen, ob mit Sylvia alles in Ordnung war. (Dies überraschte später die Sanitäter, denn neben anderen Verletzungen hatte ich auch einen gebrochenen Knöchel.)

Gott sei Dank hatte Sylvia bis auf eine kleine Prellung, die ihr heftige Schmerzen bereitete, keine Verletzungen. Ich hatte außer einem gebrochenen Knöchel eine Colles-Fraktur am Handgelenk und eine große Beule an meinem Kopf. Die Beule war nicht groß genug, um eine Gehirnerschütterung vermuten zu lassen. Das Krankenhaus hielt sie für so unbedeutend, daß sie nicht einmal eine Röntgenaufnahme machten. Und sicherlich wäre bei einer Aufnahme nichts Ungewöhnliches aufgefallen. Ich hatte bis zur Untersuchung im Oktober 1992, die negativ ausfiel, noch keine Gehirnuntersuchung gehabt. Aber wie bereits erwähnt, legten mir meine späteren Nachforschungen die Frage nahe, ob die Blut-Gehirn-Barrieremembran bei diesem Unfall unter Umständen beschädigt worden war.

Ich verbrachte ein paar Wochen im Krankenhaus, und meine Ducati hatte nur noch Schrottwert.

Es schien so, als ob ich noch einmal gut weggekommen war, und Sylvia hatte nur eine leichte Prellung. Dennoch schmerzte mich dieser Unfall ungemein. Nicht unsere Verletzungen ärgerten mich: schließlich fuhr ich seit 40 Jahren Motorrad und hatte dabei eine ganze Reihe Unfälle. In meiner Armeezeit fuhr ich als Melder Motorrad über so fürchterliche Straßen und Gelände, daß die Maschine häufiger am Boden lag als ich im Sattel saß. In meiner Zeit in Kenia fuhr ich einmal etwas schneller als sonst und hob perfekt über einen 20 Fuß hohen Felsen ab, als aus dem Hinterhalt ein unbekannter Terrorist auf mich feuerte. Aber keine dieser Erfahrungen kam dem Trauma dieses Unfalls gleich.

Nachdem ich zurückgehumpelt war, um festzustellen, daß mit Sylvia alles in Ordnung war, gab mein Knöchel nach und ich sackte zusammen.

Ich saß am Randstein, wartete auf den Notarzt und schaute meine Ducati an. Sie hieß »Boa« nach der *Brough Superior »Boanerges«*, die Lawrence von Arabien gefahren hatte und die er so lebhaft beschrieb, nachdem er gegen ein Flugzeug ein Rennen gewann.

Meine »Boa« war hundertprozentig aus demselben Holz geschnitzt. Ursprünglich hatte sie einen 900-Kubik-V-Twin-Motor; ich frisierte aber den Motor auf 1100 Kubik um. Dies steigerte mehr das Drehmoment als die Spitzengeschwindigkeit, und zwar um Klassen. Mir gelang es, die Getriebeübersetzung so zu optimieren, daß die Maschine glücklich im höchsten Gang vor sich hin brummte und der Motor zufrieden im Takt mit den vorbeisausenden Laternen klopfte.

Anders als viele neumodischen Motorräder hatte Boa eine Seele. Und ich liebte sie.

Nun lag sie demoliert in einer Ölpfütze, der Rahmen war verzogen und die Gabel war in den Motor gedrückt worden.

Als ich genauer hinsah, entkam dem Bremsflüssigkeitsbehälter eine rote Träne und rann langsam am Scheinwerfergehäuse hinunter. Selbst unter meinem Helm konnte ich das markerschütternde Jammern der Hupe hören. Diese war in einem kleinen Kasten am Rahmen montiert. Ein Zuschauer vom Straßenrand setzte ihrem Jammern ein Ende und trat gegen den Kasten, bis der Lärm aufhörte. In diesem Moment entwich eine Dampfwolke aus dem zerbrochenen Zylindergehäuse. Mit Sicherheit dachten einige der Gaffer, daß es sich um Öldampf handelte. Ich wußte, daß es ihre schwindende Seele war, die in den Motorradhimmel aufstieg.

Eine Dame, die mir vielleicht meinen Kummer ansah, sagte zum Trost: »Machen Sie sich nichts draus, mein Lieber. Die Versicherung zahlt Ihnen eine neue.«

Ich antwortete ihr nicht.

Ich erinnere mich daran, wie einmal im Hospital eine Krankenschwester einer trauernden Mutter, die gerade ihre Tochter durch Leukämie verloren hatte, gesagt hatte: »Machen Sie sich nichts draus, meine Liebe. Sie sind jung genug, um noch ein Kind zu bekommen.«

Die ganze Angelegenheit hatte noch ein Nachspiel. Über ein Jahr danach rief Sylvia einen Reparaturdienst an, weil unser Kühlschrank streikte. Als der Handwerker kam, um die Sache in Ordnung zu bringen, dachte Sylvia, sie kenne ihn, war sich aber nicht ganz sicher. Sie ging in die Küche und bot ihm eine Tasse Tee an. Während das

Wasser kochte, erinnerte sie sich wieder, woher sie ihn kannte. Später erzählte sie mir, wie die Unterhaltung abgelaufen war.

»Sind Sie nicht früher Taxi gefahren?« fragte sie ihn.

»Ja, Sie haben ein gutes Gedächtnis. Waren Sie irgendwann einmal mein Fahrgast?«

»Nein. Ich sage Ihnen, woher ich sie kenne. Sie brachten es mit einem Unfall fertig, daß das Motorrad meines Mannes nur mehr Schrottwert besaß.«

»Oje, wann war denn das?«

»Na, sagen Sie mal, mit vielen Motorrädern waren Sie schon in einem Unfall verwickelt?«

»Ach, war Ihre Maschine 'ne grüne?«

»Ja, es war 'ne grüne. Es war eine Ducati und ich saß auf dem Beifahrersitz.«

»Tut mir leid. Übrigens brauchen Sie einen neuen Verdampfer für den Kühlschrank. Der hier ist kaputt.«

Nachdem er weg war, erzählte mir Sylvia, daß sie ihm mit Absicht keine Kekse zum Tee gegeben hatte. Rache ist süß!

Sylvia ist der Meinung, daß es ihr drei oder vier Jahre darauf das erste Mal auffiel, daß ich ein wenig abwesend wirkte. Im Laufe der Zeit wurde ich zunehmend vergeßlicher. Die Krönung war dann, daß ich unsere Tochter Ruth im Aufzug nicht wiedererkannt hatte.

Ich intensivierte meine Studien und untersuchte andere Aspekte des Gehirns. Ich war erstaunt, wie wenig Gehirnmasse wir effektiv nutzen. Mir war klar, daß das Gehirn viel mehr leisten konnte als wir in Anspruch nahmen. Mir wurde aber erst jetzt bewußt, wie wenig Gehirn wir für unser Leben wirklich brauchen.

Ich vertiefte mich in die Krankheitsgeschichte eines

Mädchens, das im späten Teenageralter starb. Sie machte ihr ganzes Leben lang einen normalen Eindruck, unterzog sich aber mit zwölf nach einem Sturz einer routinemäßigen Röntgenuntersuchung ihres Kopfes. Das Ärzteteam des Krankenhauses konnte zuerst nicht fassen, was das Röntgenbild zeigte. Also wurde eine neue Röntgenaufnahme gemacht.

Es war aber nicht daran zu rütteln: Sie besaß überhaupt kein Gehirn. Fettablagerungen und Flüssigkeit schienen ihren Schädel auszufüllen.

Sie führten mit ihr zahlreiche Tests durch, und es stellte sich heraus, daß sie lesen und schreiben konnte und durchschnittlich intelligent war. Nach ihrem Tod ergab eine Obduktion, daß in ihrem Schädel tatsächlich kein Gehirn vorhanden war, sondern nur eine Verdickung des Gehirnstamms.

Mich faszinierte das und ich schloß daraus, daß ein Mensch mit nur der Hälfte oder einem Viertel eines normal funktionierenden Gehirns genauso gut auskommen müßte. Ich setzte meine Studien mit einer neuen Zielsetzung fort. Es erstaunte mich, wieviele Widersprüche es in der medizinischen Literatur gab. In einigen Büchern fand ich die These, daß Plaque und Neurofibrillenknäuel klare Anzeichen für die Alzheimer-Krankheit waren. In einem anderen Buch wiederum stand, daß selbst normale Gehirne diese Symptome mit zunehmendem Alter zeigen können, wenn auch nicht in demselben Maße. Es drängte sich mir auf alle Fälle der Verdacht auf, daß die Diagnose dieser Krankheit durch Obduktion mehr auf subjektiven Kriterien beruht, als ich dies für möglich gehalten hätte.

Meine Nachforschungen führten mich in viele Sackgassen und ich las viele Theorien, die sich als wenig hilfreich herausstellten. Das reichte von der vermeintlichen wohltuenden Wirkung massiver Vitamindosierungen bis zu obskuren Kräuterbehandlungen. Einige machten einen vielversprechenden Eindruck, hielten aber einer genaueren Betrachtung nicht stand.

Mir kam es in den Sinn, daß vielleicht eine eingeschränkte Versorgung des Gehirns mit Blut ein Faktor sein könnte, der mit zum Krankheitsbild beiträgt. Ich studierte daher die Wirkung von Vasodilatatoren, die in der Medizin normalerweise zur Erhöhung der Blutversorgung eingesetzt werden. Aber anscheinend richteten diese mehr Schaden an als daß sie Nutzen brachten. Die Behandlung erweitert die Blutgefäße und ermöglicht es dadurch dem Blut, leichter zu fließen. Da sie aber auch periphere Blutgefäße in den Gliedmaßen erweitert, kann sie dadurch die Blutversorgung des Gehirns drosseln statt steigern.

Ich machte mir eine Notiz: Ich wollte nachprüfen, ob Vasodilatatoren Wirkung in Verbindung mit gleichzeitigen Bluttransfusionen zeigten. Wenn dem so war, sah ich schon das nächste Problem. Es gab zahlreiche Nachrichten, daß Patienten durch unsauberes Blut mit Aids angesteckt worden waren. Ich wollte kein Risiko mit Bluttransfusionen eingehen, die vielleicht ein Problem beseitigen und ein neues erzeugen.

Mein Hauptproblem war inzwischen, daß ich mich nur noch kurz konzentrieren konnte. Es war mir nicht mehr möglich, für längere Zeit aufmerksam zu sein. Ein weiteres Problem war mein Zeitgefühl. Es konnte vorkommen, daß ich mir Bücher aus der Bücherei auslieh und nach ein oder zwei Tagen, noch bevor ich sie mir gründlich anschauen konnte, Sylvia mich fragte, ob ich sie verlängert haben wollte, da die Frist überschritten war. Es bedurfte ihrer ganzen Überzeugungskraft mir klarzumachen, daß bereits drei Wochen vergangen waren, ohne daß ich es gemerkt hatte. Manchmal sprießte auch ein Dreitagebart auf meinem Kinn, obwohl ich sicher war, mich am Morgen rasiert zu haben.

Eines Tages ging ich aus dem Haus und wollte in unserer Buchhandlung nachschauen, ob sie irgendwelche interessanten Bücher für mich hätten. Der kürzeste Weg führt über den Marktplatz mit der großen Markthalle, wo gerade Hochbetrieb herrschte, als ich dort ankam. Die Leute drängelten und kämpften sich zu den Ständen.

Es nieselte, als ich die Markthalle betrat, die düsterer als sonst war, da das trübe Tageslicht nur mühsam durch das Kunststoffdach drang.

Plötzlich wurde es strahlend hell, als ein Blitz in das Gebäude einschlug und an einem Aluminiumträger zwischen den Kunststoff-Flächen auf dem Dach entlangknisterte. Der Kunststoff schmolz an diesen Stellen und der Regen strömte herein. Ein Donnerschlag folgte und alle glaubten, daß das Dach jeden Moment zusammenbrechen würde. Die Menschen kämpften sich in Panik den Weg zu den Ausgängen. Ich wurde von allen Seiten gestoßen und mit der Menge fortgetragen.

Der laute Tumult bedrängte mich. Die Masse zwängte mich ein, und alle schienen gleichzeitig zu schreien. Die Lärmwelle überrollte mich und ich versuchte, mich an einem Stützpfeiler festzuhalten. Ich war nicht mehr fähig zu denken oder mich zu bewegen und schrie: »Ruhe! Seid still! Bewahrt um Himmels willen Ruhe, verdammt noch mal!«

Die vorbeiströmenden Menschen sahen mich an und

mir wurde klar, wie lächerlich mein Geschrei war; aber ich konnte nicht anders.

Dann erwachten meine Beine wieder zum Leben und ich rannte.

Ich rannte, drängelte und schob mir einen Weg aus dem Inferno in der Markthalle.

Möglicherweise habe ich ein oder zwei Menschen niedergeschlagen und zu Boden gerissen; ich merkte es nicht und es interessierte mich auch nicht. Ich wußte bisher nicht, daß ich zu derartigen Verhaltensweisen fähig war, aber ich rannte den ganzen Heimweg. Glücklicherweise war die Haustür nicht zugesperrt, sonst hätte ich sie wahrscheinlich eingetreten, statt wie üblich den Schlüssel zu benutzen. Ich lief direkt in mein Arbeitszimmer, wo ich hinsank, um wieder zu Atem zu kommen. Ich traute mich zwei Wochen lang nicht aus dem Haus, und wenn ich es wagte, mußte ich nach wenigen Schritten wieder umkehren.

Mein Zustand wurde immer schlimmer, und ich entwickelte eine voll ausgeprägte Platzangst. Ich konnte das Haus nun gar nicht mehr verlassen. Selbst die geöffnete Haustür versetzte mich in Panik, wenn ich gerade im Flur war. In Extremphasen empfand ich sogar unser kleines Wohnzimmer zu groß und ungemütlich und verbrachte die meiste Zeit in meinem winzigen Arbeitszimmer.

Die größten Probleme hatte ich allerdings mit meinem Gedächtnis. Ich begann, extrem vergeßlich zu werden, vergaß sogar Dinge, die kurz zuvor passiert waren. Manchmal betrat ich ein Zimmer aus irgendeinem Grund und stand dann herum, ohne mich zu erinnern, warum ich es betreten hatte.

Es ging dabei um mehr als den momentanen Gedächtnisverlust, den jeder von Zeit zu Zeit hat. Dafür geschah es einfach zu oft. Eines Tages zum Beispiel war ich fast die ganze Nacht aufgeblieben und ging etwa um halb fünf Uhr ins Bett. Sylvia war bereits auf, als ich erwachte. Ich stieg aus dem Bett und begann, mich anzuziehen. Ich saß auf der Bettkante und zog zuerst meine Socken an.

Anscheinend verfiel ich dann in einen Tagtraum oder etwas Ähnliches, denn plötzlich kam ich wieder zu mir und wußte nicht mehr, ob ich gerade aufgestanden war oder im Begriff stand, zu Bett zu gehen. Draußen war es noch dunkel, also mußte es wohl Nacht sein. Ich zog also meinen Schlafanzug an und ging wieder zu Bett.

Ein paar Minuten danach kam Sylvia herein, um mir zu sagen, daß das Frühstück fertig sei. Also mußte ich mich an dem Tag ein zweites Mal anziehen. Das Merkwürdige war, daß ich wirklich das Gefühl hatte, Sylvia habe mich kurz nach dem Einschlafen aufgeweckt und ich war sogar noch müde.

Einige Wochen nach dem Besuch bei Dr. Sherpa untersuchte mich ein anderer Arzt. Die Untersuchung mußte zu Hause stattfinden, denn meine Platzangst war noch schlimmer geworden. Er stellte sich als Dr. Moorland vor. Nachdem er Sylvia eine ganze Reihe von Fragen gestellt hatte, wandte er sich mir zu. Ich wollte ihm beweisen, daß ich nicht krank war, und versuchte, so aufmerksam und intelligent wie möglich zu schauen.

Nach ein paar einleitenden Fragen nach Name, Alter und so weiter fragte mich Dr. Moorland nach dem Namen des Premierministers.

»Margaret Thatcher«, antwortete ich unverzüglich.

»Und welcher Tag ist heute?«

»Dienstag.«

»In Ordnung. Ich bitte Sie jetzt, von der Zahl Hundert Sieben abzuziehen, vom Ergebnis wieder Sieben abzuziehen und so weiter.«

Das war wirklich ein Kinderspiel. Er wollte einfach, daß ich von Hundert in Siebenerschritten herunterzählte. Ich war im Rechnen immer gut gewesen, warum konnte er mir nicht eine etwas anspruchsvollere Aufgabe geben?

»Nun, fangen Sie an«, forderte er mich auf.

Mir wurde auf einmal klar, daß ich vor mich hinsinniert hatte, statt die Aufgabe zu lösen. So geht das nicht. Ich mußte versuchen, seine Fragen unverzüglich zu beantworten. Als Schuljunge hatte ich immer versucht, als erster die Hand oben zu haben, wenn der Lehrer der Klasse eine Frage stellte. Ich erinnere mich an einen Schultag ...

Dr. Moorland unterbrach meinen Gedankengang. »Haben Sie die Lösung schon?«, fragte er mich.

»Ja, selbstverständlich!«, sagte ich. »Was wollten Sie noch mal wissen?«

»Ich bat Sie, von Hundert Sieben abzuziehen. Fangen Sie einfach an.«

»Also los. 100 minus 7 ist ... hmmm, ist ...« Ich konnte es nicht ausrechnen! Es kam mir fast vor, als sei einfache Arithmetik eine fremde Sprache, die ich nie gelernt hatte. Je mehr ich nachdachte, desto schwerer fiel es mir. Ich fuhr mir über die Stirn und versuchte es noch einmal. Er redete mit mir, aber ich konnte nicht innehalten, um zu verstehen, was er sagen wollte. Ich mußte dieses einfache Problem lösen. Er legte seine Hand auf meinen Arm und wiederholte seine Worte. Jetzt entspannte ich mich und hörte ihm zu.

»Betrachten Sie's nicht als Summe. Versuchen wir's mal so: Wenn ich 100 Pfund habe und Ihnen 7 gebe, wieviel bleibt mir dann?«

Ich kam immer noch nicht auf die Lösung. Ich war entsetzt, als ich mich antworten hörte, um ihn abzulenken. Ich sprach wie ein dummer Schuljunge. »Ich weiß nicht, wieviel Ihnen bleibt, aber wenn Sie 100 Pfund haben und mir 7 geben, würde ich mir davon ein paar Süßigkeiten kaufen.«

Er gab darauf keine Antwort, legte seinen Notizblock weg und stand auf, um zu gehen.

Sylvia begleitete ihn zur Tür und ich lauschte ihrer Unterhaltung im Flur. »Tja, leider hat es sich bestätigt.«

»Sind Sie sicher? Ich meine, heute hat er halt einen schlechten Tag. Manchmal geht es ihm viel besser.«

»Es tut mir leid, aber es bestehen kaum Zweifel«, sagte er und ich hörte, wie er die Haustür öffnete. »Er kam nicht einmal auf den Namen des Premierministers.«

Sylvia verlor anscheinend ihre Beherrschung. Ich hörte, wie sie ihm nachrief: »Wenn man verrückt ist, bloß weil man den Namen John Major vergessen hat, dann werden wir wohl alle innerhalb von zehn Jahren im Irrenhaus enden.«

Sie weinte, als sie zurückkam. »Der Arzt hat keine Ahnung. Was weiß der schon?«

»Ich habe mich recht tapfer geschlagen, oder?«, fragte ich.

»Du hättest es nicht schlechter machen können, Liebling. Keine einzige Antwort war richtig.«

»Welche Antworten waren denn falsch?«

»Alle. Du hast ihm Dienstag geantwortet, obwohl wir Donnerstag haben. Als er dich nach deinem Alter fragte, sagtest du ihm 34. Sogar Ruth ist älter.«

»Wer ist Ruth?«

Sie antwortete nicht und fing an zu schluchzen.

# IV

## Platzangst

Sylvia und ich gingen früher oft einkaufen, aber jetzt mußte sie das leider immer alleine machen.

Eines Tages kam sie vollkommen aufgelöst nach Hause. Sie war gerade auf dem Weg zum Supermarkt gewesen, als ein Junge, so um die vierzehn, an ihr vorbeiradelte und ihr die Handtasche aus der Hand riß.

Er flüchtete mit dem Rad, und obwohl zwei Männer ihn verfolgten, konnten sie ihn nicht erwischen. Sie ging auf die Polizeistation, um den Überfall zu melden. Dort war man aber alles andere als hilfsbereit.

Sie erzählte mir, daß sie eine Ewigkeit hatte warten müssen, bevor sie jemanden sprechen konnte, und dann trug der diensthabende Polizeibeamte es als reine Formalität in den Polizeibericht ein. Ein anderer Polizist meinte zu ihr, daß es unwahrscheinlich sei, daß der Dieb gefaßt würde. Aber selbst wenn sie ihn ergreifen würden, könnten sie ihm nur eine Verwarnung geben. Er erzählte, daß das letzte Mal, als der Inspektor einen jungen Kerl verwarnt hatte, dieser dem Inspektor nur die Zunge zeigte und die Polizeiwache verließ, als gehöre ihm die Welt.

Sylvia meinte, sie wisse nicht, wie wir in dieser Woche zurechtkommen sollen, denn in der Handtasche war unsere gesamte wöchentliche Rente. Aber ich war mir sicher, irgendwie würden wir es schon schaffen, wie immer. Ich war aber immer noch beunruhigt, und nicht nur, weil wir ein bißchen Geld verloren hatten. Diesmal war es nur ein junger Kerl, der sie beraubte. Aber das nächste Mal könnte es ohne weiteres ein Halbwüchsiger oder Erwachsener sein, der sie überfällt oder Schlimmeres mit ihr anstellt.

Ich hatte ein ungutes Gefühl dabei und wollte Sylvia am liebsten nicht mehr alleine einkaufen lassen. Aber ich konnte sie nicht begleiten. Sobald ich aus dem Haus ging, fing ich an zu zittern, und ich wäre sicherlich zusammenbrochen, wenn ich einige Schritte weiter gegangen wäre.

Den Rest des Tages war ich in miserabler Stimmung. Ich ging früh zu Bett, in der Hoffnung, daß es mir am nächsten Morgen wieder besser gehen würde.

Früh am nächsten Morgen wachte ich voller Panik auf.

Schweißüberströmt und vor Kälte zitternd hatte ich fast den Eindruck, wie früher in Afrika, einen Malariaanfall zu haben. Ich hatte panische Angst.

Während des Tages hatte ich den Gedanken an die Alzheimer-Krankheit vollkommen verdrängt, aber jetzt, im Bett, stiegen alle Gedanken an die Folgen der Krankheit in mir hoch. Die Vorstellung von Gedächtnisverlust und Demenz jagte mir entsetzliche Angst ein.

Die Tatsache, daß ich eher unsportlich war, hatte mich eigentlich nie wirklich beschäftigt. Es spielte für mich daher keine Rolle, kein Weltklasseathlet zu sein. Auf meinen Verstand hingegen war ich immer stolz gewesen, und jetzt begann ich ihn zu verlieren. Für Sylvia würde es aber noch schlimmer sein.

Mir wäre es dann unter Umständen nicht einmal bewußt, daß ich krank war, aber für sie wäre ich immer mehr eine Last.

Als ich da im Bett lag und auf die ersten Strahlen der Morgendämmerung wartete, brauten sich dunkle Gewitterwolken über meiner Zukunft zusammen. Ich klammerte mich an die Matratze, denn das Zimmer begann sich zu drehen. Ich lag dort steif vor Panik, bis Sylvia anscheinend spürte, daß mit mir etwas nicht stimmte und hereinkam, um mich zu beruhigen.

Nach dem Frühstück stand ich auf dem Balkon unserer Wohnung und genoß den Ausblick über die Stadt. Auf dem Balkon empfand ich Frieden und hatte keine Platzangst. Meine Gedanken kehrten zu der düsteren Zukunft zurück, über die ich vorher nachgedacht hatte.

Die meisten Alzheimer-Kranken sind relativ glücklich, denn in der frühen Krankheitsphase macht sich eine Art Selbsttäuschung breit, und die Kranken gestehen sich selbst nicht ein, daß sie krank sind. In späteren Phasen wiederum kann der Verstand das Ausmaß der Krankheit nicht mehr einschätzen.

Der Mensch, der sich um den Kranken kümmert, leidet am meisten. Er muß mit ansehen, wie sich ein geliebter Mensch allmählich von ihm entfernt. Ich wollte nicht, daß Sylvia 24 Stunden am Tag schuften mußte, um mich zu betreuen, denn mir war von Anfang an klar, daß ich sie unter Umständen nicht einmal als meine Frau erkennen würde. Das konnte ich ihr nicht zumuten. Die Krankheit konnte sich mehrere Jahre hinziehen, und Sylvia verdiente etwas Besseres, als die späten Jahre ihres Lebens durch mich zu ruinieren.

Ich stützte mich mit beiden Händen auf das Balkongitter und sah in der Ferne die Pennines.

Sie bildeten nur einen undeutlichen Klecks am Horizont. Die Pennines sind die natürliche Grenze zwischen meiner Heimat Lancashire und dem benachbarten York-shire. Der Rosenkrieg war lange vergessen, aber zwischen den beiden Grafschaften besteht immer noch eine joviale Rivalität. »Eines muß man zugeben: Yorkshire ist eine wundervolle Grafschaft«, fingen die Stammgäste im Pub um die Ecke an, wenn sie den Yorkshire-Akzent im Pub vernahmen. »Bitte keinen Einwand. Sie hält immerhin den ganzen Wind von Lancashire ab.«

Ich blickte zum Boden, der so tief unter mir lag. Ganz Rochdale war vor mir ausgebreitet. In der Ferne konnte ich sehen, wie die Autos auf der Autobahn M 62 dahinkrochen, und dahinter war ein dunkler Fleck, der nördliche Zipfel von Manchester. Unter mir konnte ich die Leute, die vom Marktplatz kamen oder dort hingingen, als kleine Punkte sehen. Auf der anderen Straßenseite lag das Krikketfeld, auf dem gerade ein Spiel im Gange war.

Ich beobachtete oft Kricketspiele mit dem Fernglas, aber das würde bald der Vergangenheit angehören. Eine große Supermarktkette hatte das Grundstück aufgekauft und wollte dort noch ein weiteres Einkaufscenter bauen. Wir hatten davon schon mehr als genug, und ich fand es wirklich unmöglich, daß einige Leute Profit höher einstuften als so viele andere wichtige Dinge im Leben. Ich war beileibe kein leidenschaftlicher Kricketfan, aber es war ein Beispiel dafür, wie sich das Leben in der Stadt verschlechterte.

So viele Dinge veränderten sich heutzutage ... und meistens nicht zum Besseren.

Ich betrachtete ein Seemöwenpaar, das vor mir kreiste und im Sturzflug nach unten sauste. »Auf See ist wohl Sturm«, murmelte ich. Ich wußte, daß Seemöwen nur so weit landwärts flogen, wenn sie schlechtem Wetter aus-

weichen wollten. Sie stürzten nach unten auf mein Hochhaus zu und segelten dann vor mir im Aufwind nach oben.

Der Wind spielte sanft um mein Gesicht, und wenn ich
die Hand über die Brüstung streckte, konnte ich deutlich
den warmen Aufwind zwischen den Fingern spüren. Ich
bewegte die Hand in Nachahmung ihres Flugs und wälzte
ein Problem.

Für Sylvia wurde ich mehr und mehr zur Last. Und das
war noch gar nichts im Vergleich zu dem Leid, das ich in
späteren Stadien der Krankheit verursachen würde. Sylvia
hatte schon genug mit sich zu tun; sie litt an Diabetes und
chronischer Arthritis.

Ich seufzte und grübelte, wie sie wohl damit fertig werden würde.

Ganz leise konnte ich einen Applaus hören, der vom
Wind herangetragen wurde, und ich nahm an, daß ein
Feldspieler unten auf dem Kricketfeld einen spektakulä-
ren Fang gemacht hatte. Was für den einen Spieler Grund
zum Triumph ist, ist dem anderen Grund zur Trauer. C'est
la vie!

Ich lehnte mich aus dem Balkon und sah nach unten,
um herauszufinden, was auf dem Spielfeld passiert war.
Ich war überrascht über die Stärke des Aufwinds.

Er zerzauste mir die Haare und ich spürte seine Kraft.
Kein Wunder, daß Vögel auf ihm so leicht nach oben se-
geln konnten. Ich dachte bei mir. »Aha. Ich wette, der
würde sogar mich tragen.«

Ich schaute wieder einer Möwe beim Sturzflug und
Nachobensegeln zu, und in meiner Vorstellung wurde sie
zu einem Adler. Einem Adler, den ich viele Jahre zuvor
gesehen hatte. Plötzlich stand ich nicht mehr auf dem Balkon eines Hochhauses in Rochdale. In meiner Vorstellung

reiste ich zurück in die Zeit, in der ich noch viel jünger war und in Kenia über das Rift Valley blickte.

Obwohl bereits 40 Jahre vergangen waren, seit ich die Bilder aus einer vergangenen Zeit, in der Wild in Afrika noch häufig vorkam, betrachtet hatte, blieb sie in meiner Erinnerung wie eingeätzt.

In meiner Vorstellung erlebte ich alles wieder.

Die Felsen stürzten an jenem Punkt über eine Meile nach unten, aber der Boden am Fuße der Felsen lief in einer leichten Kurve zum Talboden hin aus und wimmelte vor Leben. Ein Adler flog über mir und segelte im Sturzflug zu seinem Horst in der Felsenwand unter mir. Ich wartete eine ganze Weile, aber als er nicht wieder auftauchte, richtete ich meinen Blick auf das Land unter mir. Auch ohne Fernglas konnte ich Herden goldbrauner Impalas ausmachen und Gruppen gelber Elenantilopen mit ihren kurzen Stummelhörnern. Ich konnte den rotbraunen Wasserbüffel durch die weißen Kreise auf seinem Steiß erkennen und den kleinen Klippspringer, der zwischen den anderen größeren Gazellen umherhuschte und umhertanzte.

Die laue afrikanische Brise trug den Duft von Mimosen und Jasmin zu mir herüber. Selbst diese schweren Düfte konnten nicht den heißen, staubigen Geruch der roten Erde in der afrikanischen Savanne übertünchen. Die Luft war klar und so frisch, daß meine Nasenlöcher kribbelten, als ich sie tief einatmete. Jeder Morgen duftete anders. Der schwere Duft der Nachtschattenblumen stand in starkem Kontrast zum modrigen Holzgeruch des Baums, an dem ich lehnte. Seine Krone war vor langer Zeit durch einen Blitz in zwei Hälften gespalten worden. Aber die beiden Hälften wuchsen weiter als zwei einzelne Stämme.

Die rauhe Rinde drückte sich in meinen Rücken, und ich fühlte mich im tiefen Einklang mit dem Waldgeist im Baum.

Etwa zwei Meilen weiter stand eine Gruppe von großen Podocarpusbäumen. Ich erinnerte mich, wie überrascht ich gewesen war, als ich erfuhr, daß diese Massen lebenden Holzes Verwandte der weitaus kleineren Zedern in England waren. Etwas näher lagen Lavaklumpen, und Dornbüsche bedeckten den Boden. Dazwischen stand ein Kapwalnußbaum, der mit einer Menge alpenveilchenroter Blütenrispen übersät war.

Die einzigen Geräusche waren das sanfte Seufzen des Windes und das allgegenwärtige Zirpen der Zikaden.

Es gibt so viel Wundervolles auf dieser Welt, warum muß es auch so viel Traurigkeit geben?

Tief unter mir hörte ich ein Auto hupen, und ich war wieder in Rochdale. Mein Sehvermögen schien sich geschärft zu haben, und ich konnte einen weiteren Spieler ausmachen, der zum Schlag antrat.

Das Kricketfeld, etwa 400 Yards entfernt auf der anderen Straßenseite, war etwa zweimal so weit von meinem Hochhaus entfernt wie ich über dem Boden. Es war in etwa ein 45-Grad-Winkel, vermutete ich.

Für ein Auto eine ziemlich steile Anhöhe, aber ein eleganter Gleitflug für einen Vogel. Mit diesem starken Aufwind könnte ich bestimmt selbst hinuntergleiten. Das wäre etwas. Ich stellte mir die erstaunten Gesichter der Spieler und Zuschauer vor, wenn ich vor ihnen sanft auf dem Spielfeld landete. Dem Schiedsrichter wäre das bestimmt nicht recht. Ich konnte mir seinen strengen Gesichtsausdruck vorstellen, wenn er seinen Finger zum Signalisieren eines Fouls heben würde.

»Nein, einen Moment«, dachte ich bei mir, als ich auf die Balkonbrüstung stieg, um besser sehen zu können. »Beim Kricket gibt es keine Fouls. Die gibt's nur beim Fußball.« Mir fiel nicht mehr ein, wie das beim Kricket hieß. »Das gibt es nicht im Kricket!« Ich stellte mir vor, wie er das sagte.

Ich hob die Arme, um die nahe vorbeisegelnde Seemöwe zu imitieren. Sie schwebte nur ein paar Fuß vor mir mühelos dahin, und ich war mir sicher, sie beobachtete mich. Sie war so nahe, daß ich ihre Augen auf mich starren sah. Ich starrte zurück und schlug leicht mit den Armen ... und fiel dann nach hinten, als mich Sylvia am Kragen packte.

Ich schlug mit den Kopf am Boden auf und rief: »Warum hast du das getan?« Sie erwiderte darauf nichts und schob mich in die Wohnung. Sie schien auf mich wütend zu sein. Dabei war ich derjenige, der sich ärgern sollte. Sie hätte mich nicht hereinzerren dürfen.

Da draußen war es so friedlich.

Seitdem habe ich mehrere Male versucht, auf den Balkon zu gehen. Aber die Tür war immer verriegelt, und Sylvia behauptete, daß sie den Schlüssel verloren hatte. Ich würde die Tür schon aufbekommen, wenn ich meinen Werkzeugkasten finden würde, aber der war auch verschwunden.

Sylvia verlor in letzter Zeit andauernd irgend etwas. Sie sollte wirklich ordentlicher sein.

Meine Platzangst hatte in letzter Zeit nachgelassen. Sylvia und ich konnten wieder draußen zusammen kurze Spaziergänge machen. Das war wirklich eine willkommene Abwechslung zum ständigen Eingesperrtsein in der Wohnung. Den Marktplatz und andere stark frequentierte

Plätze mieden wir noch, wenn ein großer Trubel herrschte, um auch wirklich sicher zu gehen.

Gestern trafen wir Colin, während wir beim Einkaufen waren. Er war in unserem Wohnungsblock der Hausmeister. Aber sein Arzt wies ihn vor ein paar Monaten für eine größere Operation ins Krankenhaus ein. Viele von uns zweifelten daran, ihn je wiederzusehen. Glücklicherweise kam er aber durch und war inzwischen wieder vollkommen gesund. Aber er sah trotz allem verändert aus, so schmal und ausgezehrt. Anscheinend hatte er das Rauchen aufgegeben. Die meisten meinten, daß das Rauchen ein Grund für sein Problem war.

Er hatte sich so sehr verändert, daß Sylvia ihn zuerst nicht wiedererkannte, als er uns ansprach. Ich hatte ihn sowieso nicht erkannt, aber zumindest wußte sie jetzt, was es für ein Gefühl ist, eine Person nicht wiederzuerkennen, die mit einem redet.

Ich hatte seit zwei Tagen nichts mehr geschrieben, da ich versuchte, ein Problem mit meinem Computer zu lösen.

Alle elektronischen Dinge, besonders Computer, faszinierten mich. Ich fand gerne heraus, wie sie funktionierten und paßte sie dann meinen Bedürfnissen in einer Art und Weise an, die der Hersteller nicht beabsichtigt hatte.

Nachdem ich einige Programme in Basic und einige Spiele in C+ geschrieben hatte, fand ich das Fehlersuchen bei Computern ziemlich spannend. Insbesondere, nachdem ich meinen ersten richtigen Computer, einen 8086, zu seiner jetzigen Form, einem 486 DX2, umgebaut hatte.

Gegen Wochenanfang schaltete ich ihn ein, und er fuhr nicht wie sonst hoch. Ich brauchte zwei Tage, um den Grund herauszufinden. Ich hatte vorübergehend meine

»Config.sys«-Datei geändert, um ein virtuelles Laufwerk zu erzeugen. Davor hatte ich die »Config.sys« in
»Config.old« umbenannt. Ich brauchte zwei Tage um herauszufinden, daß ich beim erneuten Umbenennen »Con-
fig« als »Conffig« geschrieben hatte. Früher hätte ich für
so etwas nur zwei Minuten gebraucht, oder der Tippfehler
wäre mir überhaupt nicht passiert.

Meine Krankheit verlief anscheinend in Phasen, mir ging
es aber zunehmend schlechter. Zeitweise konnte ich ganz
klar denken und mein Verhalten war wie früher. Phasen-
weise verschlechterte sich mein Zustand derartig, daß ich
fast nicht mehr lesen oder zählen konnte. Meine Stimmun-
gen schwankten erheblich. Manchmal war ich glücklich,
über alle Maßen fröhlich, so daß ich grundlos lachte und
sang; dann wieder saß ich stundenlang einfach nur still da
oder war zutiefst deprimiert. Mehrere Wochen lang führte
ich ein Tagebuch. Jetzt mußte ich feststellen, daß einige
Seiten leer geblieben waren. Mir fielen jetzt auch Schwierigkeiten beim Tippen und der Rechtschreibung auf. Ich
mußte ganz einfache Wörter im Wörterbuch nachschauen
und machte die merkwürdigsten Fehler: Ich ließ Buchstaben weg, verdrehte sie oder verwechselte Vokale. Manchmal wurde ich richtig wütend. Mir war, als hätte mir jemand einen Teil meines Lebens gestohlen.

Ich wurde immer langsamer beim Tippen, und mir fiel
es schwerer, das Wörterbuch zu verwenden, da ich nicht
wußte, wie ich die Wörter nachschlagen sollte. Sylvia
merkte das und erklärte sich bereit, künftig meine Rechtschreibung und Grammatik zu korrigieren.

Sylvia machte sich Sorgen, weil wir im elften Stock eines

Hochhauses wohnten. Ich glaube, die Höhe machte ihr wirklich zu schaffen, und deshalb hielt sie die Balkontür verschlossen. Eines Tages ging sie zur Gemeindeverwaltung, um ein Appartement im Erdgeschoß zu beantragen. Es war keines frei, aber sie füllte eine Karte für die Kartei aus und die Dame sagte uns, wir würden benachrichtigt, wenn eine Wohnung frei würde. Auch unserem Arzt hatte Sylvia erzählt, daß es ihr nicht recht war, so hoch oben in einem Haus zu wohnen.

Wir dachten gar nicht mehr daran, als einige Monate danach eine vorgedruckte Postkarte kam, in der wir gefragt wurden, ob wir noch auf der Liste der Wohnungstausche bleiben wollen. Sylvia kreuzte das Kästchen für »Ja« an und schickte die Karte zurück.

In der nächsten Woche läutete das Telefon. Das Wohnungsamt teilte uns mit, daß sie einen freien Bungalow anzubieten hätten. Wir könnten die Schlüssel abholen, wenn wir uns das Haus ansehen wollten. Meine Platzangst war in letzter Zeit besser geworden und die Aussicht, in einen Bungalow zu ziehen, war so aufregend für uns, daß ich sofort zusagte, als Sylvia mich fragte, ob ich sie begleiten wollte.

Wir holten die Schlüssel ab und machten uns auf den Weg, das Haus zu besichtigen.

Wir gingen von der Gemeindeverwaltung aus zu Fuß, da die neue Adresse nicht weit weg war. Auf dem Weg dorthin kamen wir an einigen gemeindeeigenen Bungalows vorbei. Sie waren in Blocks von sieben oder acht angeordnet, und wir dachten uns schon, daß unserer ähnlich aussehen würde. »Ich hoffe, unserer ist am Ende eines Blocks«, sagte Sylvia. »Dann ist es fast eine Doppelhaushälfte.«

Als wir die Straße, die auf der Karte angegeben war, erreichten, dachten wir zuerst, wir hätten die falsche Adresse bekommen. Wir sahen keine Bungalows, nur Häuser, die nach den verschiedenen Türen und Fenstern zu schließen, in Privateigentum waren. Wir gingen die Straße hinunter und prüften die Hausnummern. Als wir dann vor dem angegebenen Haus standen, schnappte Sylvia erst einmal nach Luft.

Es war ein wundervolles kleines Cottage, etwas von der Straße zurückgesetzt, und stand vollkommen allein in einem Garten. Der vordere Teil war sehr klein, aber der Abschnitt an der Seite war ein wenig größer. Ein blühender Kirschbaum stand am Eingang.

Im hinteren Bereich lag ein sehr viel größerer Garten, in dem gerade Johannisbeersträucher und Forsythien üppig blühten.

Wir verliebten uns augenblicklich in unser neues Zuhause, noch bevor wir die Eingangstür aufgesperrt hatten.

Es verfügte nur über ein Schlafzimmer, ein Bad, eine Küche und ein Wohnzimmer. Wir waren froh, daß in die Küche ein schmaler Eßtisch paßte. Wir beide saßen lieber beim Essen an einem Tisch, statt wie heutzutage üblich vor dem Fernseher zu hocken und einen Teller auf den Knien zu balancieren.

Es handelte sich um ein relativ neues Haus, obwohl es ein wenig modrig roch. Es hatte wohl ein paar Monate leer gestanden, wie der Haufen Werbeprospekte im Flur vermuten ließ.

Wir beeilten uns, noch vor Büroschluß in die Gemeindeverwaltung zu kommen, und teilten ihnen mit, daß wir es nehmen würden.

Das war am Dienstag, und die Dame von der Gemeindeverwaltung sagte uns, daß wir am nächsten Montag einziehen müßten. Das war uns recht. Wir verstanden aber nicht, warum plötzlich alles so drängte, nachdem das Haus seit Monaten leer gestanden hatte.

Als wir von unserem Haus in Shawclough in unsere Wohnung zogen, hatten wir die meisten unserer Möbel verkaufen müssen, da für sie kein Platz mehr war. Uns wurde jetzt klar, daß wir nicht einmal das Wenige, das uns geblieben war, mitnehmen konnten, da unser neues Zuhause noch kleiner war. Uns war das aber egal. Unsere Kinder waren jetzt erwachsen, und wir zwei brauchten nicht viel. Aber dieses Cottage war jetzt ideal für uns.

Ich hatte dort alles ausgemessen und es bestätigte sich, was ich schon vermutet hatte. Abgesehen von der Traufhöhe hätte das ganze Haus mit Leichtigkeit in das Wohnzimmer unseres Hauses in Shawclough gepaßt.

Ich weiß bis heute nicht, warum wir den Zuschlag für diesen Bungalow bekamen. Wir standen seit Monaten auf der Tauschliste, während dieses Haus leer gestanden hatte, und mußten jetzt in solch einer Eile umziehen. Wir hatten überhaupt nichts dagegen, waren aber trotz allem neugierig und nahmen einfach an, das Schicksal sei uns hold gewesen.

Unser neues Zuhause war etwas ungewöhnlicher, als wir gedacht hatten. Ursprünglich war das Gelände Eigentum der Eltern der Schauspielerin Julie Goodyear gewesen. Sie hatten einen Eckladen gehabt, der dem nun dort stehenden Bungalow Platz machen mußte.

Keiner von uns beiden glaubte an Übersinnliches, als Sylvia mir eines Tages, einige Jahre nach unserer Heirat, erzählte, daß der Ort, an dem wir damals wohnten, verhext sei. Es handelte sich um eine Maisonette-Wohnung in den Midhope Buildings, einem düsteren Hochhauskomplex in der Nähe von King's Cross in London. Sie machte keinen sehr aufgeregten Eindruck und erzählte mir, daß es anscheinend ein guter Geist war, der ins Zimmer kam und sich auf das Bett setzte, während sie sich das Haar kämmte. Sie erzählte mir, daß sie oft merkte, wie der Geist ihr ins Schlafzimmer folgte. Er machte aber immer einen so freundlichen Eindruck, daß sie sich nicht ängstigte.

Natürlich glaubte ich ihr nicht. Ich glaubte, sie bildete sich das nur ein. Dann ging ich eines Tages ins Schlafzimmer, während Sylvia auf dem Bett vor dem Frisiertisch saß. Sie sah mich im Spiegel an und legte ihren Finger an die Lippen und zeigte dann auf das Bett.

Im Bett war eine tiefe Mulde, als ob jemand neben ihr säße. Ich dachte mir, dafür müsse es eine rationale Erklärung geben. Vielleicht war eine Matratzenfeder gesprungen oder etwas ähnliches. Ich wollte meine Hand aufs Bett legen.

Die Mulde glättete sich sofort, als ob gerade ein Unsichtbarer aufgestanden wäre. Ich könnte schwören, daß ich etwas an mir vorbei zur Tür huschen spürte. Es war eine so selbstverständliche Sache, als ob ich einem Familienmitglied im Haus begegnet wäre. Mit wurde klar, was Sylvia meinte, als sie sagte, daß es ein guter Geist war. Ich hatte weder damals noch jetzt Angst davor, ich war aber sehr wohl neugierig.

Nun, dieser kleine Bungalow schien auch einen eigenen guten Geist zu haben. Er ähnelte so sehr dem früheren, daß wir fast vermuteten, er wäre uns gefolgt. Ab und zu hörten wir ihn oben ins Schlafzimmer gehen und die

Tür schließen. Dann saß er auf dem Bett. Manchmal hörten wir, wie er am Morgen aufstand und nach unten kam.

Ja, klar, es war ein Bungalow. Aber ganz offensichtlich schien unser Geist dies nicht zu wissen. Vielleicht gab es eine rationale Erklärung dafür, ich konnte mir aber keine vorstellen. Wenn es sich um einen Geist handelte, dann störte er (aus irgendeinem Grund können wir ihn uns beide nur als »Er« vorstellen) uns nicht. Im Gegenteil: Wir würden ihn gerne kennenlernen.

Wir fühlten uns in unserem Häuschen sehr wohl, abgesehen von einigen Unannehmlichkeiten bei unserem Umzug. Ein Problem war das Telefon. Wir machten mit der Telefongesellschaft aus, daß der Anschluß einen Tag vor unserem Einzug freigeschaltet werden sollte. Am Umzugstag fuhren wir mit dem Taxi zum neuen Haus und Sylvia ließ mich dort zurück, damit ich den Gasmann hereinlassen konnte, der den Zähler anschließen sollte. Sie fuhr mit dem Taxi zurück, um auf den Umzugswagen zu warten. Sie versprach mir, stündlich anzurufen.

Der Gasmann kam, schloß den Zähler an und bat mich, das Telefon benutzen zu dürfen.

»Die Leitung ist tot, aber das macht nichts, es war nicht wichtig«, sagte er und ging. Mir hingegen machte das schon etwas aus. Ich war allein in einem fremden, leeren Haus, und das flößte mir Angst ein. Das winzige Haus schien ständig zu wachsen, bis es mir ohne Möbel riesengroß vorkam. Ich versteckte mich im Garderobenschrank, bis Sylvia kam und mich fand.

Die Telefongesellschaft schickte uns einen Scheck über 50 Pfund, weil sie den Anschluß nicht wie zugesagt freigeschaltet hatten. Aber so etwas würde ich nicht einmal für 50 000 Pfund noch einmal durchmachen wollen.

Unser Ärger mit dem neuen Haus fing damit aber erst an. Es war wie gesagt ein wundervolles, kleines Haus, aber wir hatten mehr als genug Probleme durchzustehen.

In der ersten Nacht sprang Sylvia aus dem Bett, als Wasser von der Decke tropfte und sie durchnäßte. Wir verbrachten die nächsten Stunden damit, den Boden aufzuwischen und Schüsseln unter die tropfende Decke zu stellen, bis am nächsten Morgen ein Klempner kam. Er ging auf den Dachboden, werkelte ein wenig herum, fand die undichte Stelle und stopfte das Leck.

Er meinte, weil das Haus längere Zeit leer gestanden hatte, seien in den Rohren der Zentralheizung alle Dichtungen ausgetrocknet und geschrumpft. Er versprach uns, daß wir keinen Ärger mehr mit einer tropfenden Decke haben würden.

Leider stimmte das nicht. Sylvia wachte in der darauffolgenden Nacht auf und sagte, sie höre wieder etwas tropfen.

Wir fanden die Ursache, als wir auf die vollgesogenen Teppiche im Wohnzimmer traten. Erneut tropfte es von der Decke. Wieder verbrachten wir die ganze Nacht mit Aufwischen und Leeren von Schüsseln mit Wasser, bis ein Klempner kam. Ein Glück, daß es diesmal ein anderer war, sonst hätten wir nie den wahren Grund herausgefunden. Der erste Klempner war auf ein Wasserrohr im Dachboden getreten und hatte es dabei zerbrochen. Das war aber noch nicht alles. Zwei Tage danach hatten wir noch eine Überschwemmung. Es tropfte wieder von der Decke. Diesmal war es das Kugelventil im Wassertank auf dem Dach das blockiert und den Tank zum Überlaufen gebracht hatte.

Einige Tage nach unserem Einzug besuchten uns zwei Damen, eine Sozialarbeiterin und eine Krankenschwester von der Psychiatrie. Sie ließen Sylvia eine Reihe von Formularen ausfüllen. Sie blieben fast den ganzen Vormittag und stellten Sylvia eine Menge Fragen über mich.

Bevor sie gingen, gaben sie uns eine Kassette mit einem Meditationsprogramm. Es enthielt Entspannungsübungen, die ich jeden Tag anhören sollte, um »Panikanfälle« zu vermeiden. Es war ein wundervoller Tag und unser Nachbar wusch sein Auto, als die Damen wieder gingen. Er führte ein Gespräch mit der Witwe auf der anderen Straßenseite, die ihre Hecke schnitt. Sie hielten in ihrem Gespräch inne und beobachteten unsere beiden Besucher, die gerade gingen.

»Auf Wiedersehen«, rief Sylvia, als sie in ihr Auto stiegen.

»Auf Wiedersehen. Bis bald«, rief die Sozialarbeiterin zurück.

Die Psychiatrieschwester rief laut aus ihrem Fenster, als sie an unserem Nachbarn vorbeifuhr: »Auf Wiedersehen. Und machen Sie sich nicht zuviel Sorgen um ihn, meine Liebe. Keiner von uns ist geistig vollkommen gesund.« Sylvia schloß schnell die Tür.

Eines Morgens hatte ich ein wenig getippt und mußte feststellen, daß das, was ich gerade geschrieben hatte, nicht lesbar war. Nicht ein einziges Wort ergab einen Sinn. Ich war davon überzeugt, daß mein Computer absichtlich alles verdreht hatte, und bekam einen Wutanfall.

Ich nahm den Computer und warf ihn zu Boden.

Jetzt funktionierte er nicht mehr.

Sylvia hatte mir versprochen, dies von Hand zu schreiben, bis der Computer wieder laufen würde.

Ich hätte sie nicht zu bemühen brauchen. Mehrere Tage

vergingen, ohne daß sie etwas für mich schreiben mußte. Dann kam jemand, der den Computer reparierte. Er baute eine neue Hauptplatine und ein neues Netzteil ein. Ich schämte mich deswegen sehr, denn früher hätte ich so etwas selbst richten und die Reparaturkosten sparen können. Und außerdem hätte ich früher den Computer nicht zu Boden geworfen.

Gott sei Dank war noch die Festplatte in Ordnung. Somit war nicht meine ganze Software zum Teufel.

Während der Computer repariert wurde, ging ich in den Garten, weil ich es nicht ertrug, wenn jemand an meinem Computer herumfummelte.

Letzte Woche war es mir nicht gut gegangen, aber es war so ein sonniger Tag, daß es mir allmählich wieder besser ging, und meine pochenden Kopfschmerzen waren wie weggeblasen.

In der Nacht hatte es geregnet und ich atmete die reine, frische Luft ein. Bald würden der Jasmin und die Lilien, die Sylvia so begeistert hatten, als wir das Haus das erste Mal gesehen hatten, ihren Duft verbreiten.

Die einzigen Blumen, die man zur Zeit sehen konnte, waren einige gelbe Tulpen an der Grundstücksgrenze bei dem grauen Mäuerchen.

Der Winter war jetzt endgültig vorbei und die Knospen fingen an aufzugehen. Der Tau glänzte noch im Schatten unserer Silberbirke und ein Starenpaar zwitscherte sich gegenseitig in den Zweigen an.

Sylvia war auf ihren Garten sehr stolz, und sie pflanzte gleich nach unserem Einzug neue Blumenzwiebeln. Ich wußte nicht, daß sie Tulpen gepflanzt hatte, und ich ging näher an sie heran, um sie zu untersuchen, denn sie sahen ein bißchen merkwürdig aus.

Die schmalen gelben Blüten lugten aus ihren grünen Schäften hervor, aber statt aufrecht und majestätisch wie Tulpen dazustehen, ließen sie alle ihre Köpfe wie in Trauer hängen. Sie erinnerten mich an einen Zug erschöpfter Soldaten auf einer Parade, die eine Gardinenpredigt von ihrem Hauptfeldwebel anhörten.

Ich empfand so viel Mitleid mit ihnen und wollte nicht, daß Sylvia sie so erbärmlich dastehen sah. Ich holte einen dünnen Faden aus dem Gartenhaus und spaltete ein dünnes Bambusstück. Nachdem ich die Tulpenstengel an den Bambus gebunden hatte, trat ich zurück, um meine Arbeit zu bewundern. Jetzt standen sie alle stolz und majestätisch da, als ob sie gerade von ihrem Oberbefehlshaber ein Lob bekommen hätten.

Wahrscheinlich würde ich die Stöcke in ein oder zwei Tagen entfernen können und sie würden dann weiterhin aufrecht stehen.

Sylvia war sehr verärgert, als sie die Bescherung am nächsten Tag sah, denn die Blumenköpfe waren alle abgefallen.

»Was hast du mit ihnen angestellt?« schrie sie mich an.

Dann begann sie zu weinen. Da mußte ich mir auch die Augen wischen und umarmte sie.

Wir standen im Garten, lagen uns in den Armen und trösteten uns für eine Weile.

Sie war sehr stolz auf ihre Blumen, aber ich wußte nicht mehr, daß es sich bei den besagten Blumen um Osterglocken gehandelt hatte.

## V

# *Kinder – und eine Herausforderung!*

Ruth und Philip brachten an diesem Morgen die Enkelkinder bei mir vorbei. Es war wie früher, als sie auf mir herumkletterten und mit mir herumtollten. Wir spielten Verstecken und jagten uns gegenseitig durch das ganze Haus. Bis auf James natürlich. Er ist 15 und viel zu alt für so etwas. Das Spielen mit den Kindern erschöpfte mich bald.

Früher war ich voller Dynamik und immer auf Trab, aber jetzt hatte ich anscheinend keine Energie mehr. Das Ankleiden am Morgen machte mich müde. Mir fiel es schwerer als den meisten, denn wegen meiner künstlichen Hüfte war ich an einem Fuß weniger beweglich und das Anziehen meiner linken Socke und meines linken Schuhs war äußerst anstrengend für mich. Früher war es kein so großes Problem gewesen, aber jetzt war allein schon das Aufstehen eine Sache, die mich für den Rest des Tages fertigmachte, und ich auf der Stelle wieder ins Bett gehen konnte!

Mir wurde erst bewußt, wie sehr die Kinder mich angestrengt hatten, als sie gegangen waren. Danach mußte ich mich für einen Moment hinlegen.

Als ich aufwachte, erinnerte ich mich vergnügt an etwas, das ich vor einigen Jahren im Fernsehen gesehen hatte. Ein einbeiniger Sportler entledigte sich seines künstlichen Beines und hüpfte um eine Wettkampfbahn.

Anschließend sprang er über eine fünf Fuß hohe Stange. Es war erstaunlich, wie gut er mit seiner Behinderung zurechtkam. Ein durchschnittlicher Mensch mit zwei Beinen hätte Schwierigkeiten gehabt, es mit ihm aufzunehmen. Man kann viele naturgegebene Behinderungen mit Verstand und Ausdauer überwinden oder zumindest ignorieren. Ich dachte daran, wie Blinde ihre Behinderung mit den anderen Sinnen ausglichen. Wenn eine Krankheit einen Teil meines Gehirns zerstört, dann mußte ich den Rest zur Kompensation trainieren.

Zuerst mußte ich jedoch versuchen, den Krankheitsverlauf umzudrehen oder wenigstens zu verlangsamen.

Ich habe immer an die Überlegenheit des Geistes über die Umstände geglaubt, und ich weiß, daß sich viele Menschen selbst geheilt haben. Wenn das Gehirn Krankheiten im Körper besiegen kann, dann muß es auch in der Lage sein, sich selbst zu heilen.

Ich las alles, was ich über Neurofibrillenknäuel und Plaque auf der Gehirnoberfläche finden konnte. Wenn ich den Feind bekämpfen wollte, mußte ich ihn erst einmal kennen.

Es genügte nicht, etwas darüber zu lesen. Um es genau verstehen zu können, mußte ich die ganze Sache visualisieren.

Ich kochte ein Ei hart und mahlte die Schale solange bis sie fast zu Staub wurde. Aber unter meinem einfachen Mikroskop waren immer noch einzelne Stücke erkennbar. Dann mischte ich etwas Kleber an und erhitzte ihn, damit er flüssig wurde.

Ich mußte jetzt schnell arbeiten, bevor er aushärtete. Ich knackte vorsichtig eine Walnuß und entnahm den Kern. Diesen bestrich ich mit dem Kleber und wälzte ihn in dem Eierschalenstaub.

Während der Kleber aushärtete, suchte ich mir alles Mögliche an Schnüren, Wolle, Baumwolle und Sisal zusammen. Sisal, der rauh und haarig war, schien besonders geeignet zu sein. Ich trennte die Fasern auf und mischte diese mit der Wolle, den Schnüren und der Baumwolle.

Ich hatte den Eindruck, daß es noch zu wenig verknäult war. Also gab ich alles zum Einweichen in einen Eimer voll Wasser, goß dann die Flüssigkeit ab und mischte den Rest gründlich mit meinem elektrischen Farbmixer durch.

Denn gab ich alles in den Wäschetrockner und schaute, was mit der Walnuß passierte.

Der Kleber war fast ausgehärtet, aber um auf Nummer Sicher zu gehen, ließ ich alles über Nacht stehen und wollte erst am nächsten Morgen weitermachen.

Erstaunlicherweise hatte ich die ganze Sache dann trotz des anfänglichen Enthusiasmus für einige Tage vergessen – bis Sylvia das Durcheinander im Wäschetrockner entdeckte.

»Hast du den ganzen Müll hier hinterlassen?«

Ich erinnerte mich an etwas. »Ja, aber das ist kein Abfall. Schmeiß es nicht weg. Ich möchte nach dem Mittagessen weitermachen.«

Ich fing noch am selben Nachmittag an, aber statt der von mir veranschlagten ein oder zwei Stunden brauchte ich für das Entwirren der Schnur, die entsetzlich verknäult und verknotet war, drei Tage. Ich zog ganz, ganz vorsichtig jede einzelne Faser der Wolle, der Baumwolle, der Schnur und des Sisals heraus. Ich ließ mir dafür einige Zeit und benötigte oft mehrere Stunden für eine einzige Faser. Nicht das Ergebnis war entscheidend, sondern die Mühe, die ich in die Lösung des Problems investierte.

Jedesmal, wenn ich ein Stück entwirrt hatte, gratulierte ich mir selbst und versuchte, mich darüber zu freuen. Ich band kleine Gegenstände wie Unterlegscheiben oder Schrauben an jede Faser, sobald ich sie aus dem verknäulten Durcheinander gezogen hatte, und klebte das andere Ende an ein Regalbrett, so daß sie herabhängen und sich dehnen konnten.

Endlich, als alle Fasern entwirrt waren und vom Regalbrett hingen, hob ich die Gewichte hoch, um nachzusehen, ob die Schnur oder die Baumwolle noch Knicke oder Verdrehungen aufwies.

Die meisten taten dies, also hängte ich schwerere Gewichte daran und wärmte sie mit Sylvias Fön an, bis sie ganz glatt waren.

Als sie alle ohne Knicke und Verdrehungen waren, wickelte ich die Fasern um meine Hände und bewunderte sie. Ich strich darüber, um die Textur zu fühlen. Es mag verrückt klingen, aber ich versuchte, meinem Unterbewußtsein klarzumachen, daß gerade Fasern verknäulten vorzuziehen sind.

Dann widmete ich mich der Walnuß. Das war wesentlich schwieriger, aber je schwerer es mir fiel und je mehr ich mich konzentrieren mußte, desto besser war es. Mit meinem Mikroskop, einer Chirurgenpinzette und einem Skalpell entfernte ich jedes einzelne Fragment der Eierschale. Es war äußerst wichtig, daß ich die Nuß nicht ankratzte oder schnitt. Ich mußte den Kleber mit Wasser anweichen, und es brauchte noch ein paar Tage, alle Schalenstücke und den Kleber zu entfernen. Aber schließlich war der Kern völlig sauber und ich saß da und betrachtete ihn.

Er ähnelte täuschend einem Gehirn. Einem gesunden

Gehirn. Ich empfand ein wenig Stolz und unterstützte das Gefühl. Ich redete mir ein, daß sogar ein Chirurg die Schale und den Kleber nicht besser hätte entfernen können als ich. Ich knauserte nicht mit Lob und beglückwünschte mich selbst und bewunderte den Kern über eine Stunde lang. Er sah so viel besser aus ohne das ganze Fremdmaterial auf seiner Oberfläche.

Ich speicherte die Erinnerung an die letzten paar Tage. Ich würde mich an sie wahrscheinlich in der Zukunft viele Male erinnern müssen.

Ich stand am nächsten Morgen etwa um 5.30 Uhr auf. Ich hatte nie viel Schlaf benötigt – vier Stunden genügten normalerweise. Ich ging in die Küche, um mir etwas Toast zu machen.

Nachdem ich zwei Scheiben Brot abgeschnitten hatte und diese unter den Grill gelegt hatte, hatte ich noch zwei Stunden Zeit, um an meinem Problem zu arbeiten, bevor Sylvia aufstand. Ich öffnete das Fenster und zog die Luft durch die Nase ein. Es hatte geregnet, aber der Himmel war jetzt klar, und ich suchte am Himmel nach dem Orion. Ich konnte ihn nicht finden, da das Sternbild anders aussah. Irgendwie weigerten sich die Sterne, sich zu normalen Bildern zu ordnen. Ich konnte nicht einmal den Großen Bären finden. Die Sterne schienen wie zufällig angeordnet, als würde ich sie das erste Mal sehen. Ich wußte, daß Alzheimer-Kranke oft an Desorientiertheit leiden. Ich überlegte, ob dies ein Anzeichen dafür war.

Irgendein Geruch lag in der Luft, den ich nicht sofort identifizieren konnte. Es roch irgendwie nach einem Feuer zum Verbrennen von Unrat, aber natürlich würde keiner so etwas so früh am Morgen machen. Ich schloß das Fenster, um den Geruch nicht hereinzulassen. Aber der Geruch nach Verbranntem wurde noch stärker. Der Geruch kam mir bekannt vor, stammte aber nicht von einem offenen Feuer. Nein, denke darüber danach, es war kein offenes Feuer, es war ... Oh mein Gott! Der Toast! Ich verbrannte mir die Finger, als ich den Griff des Grills berührte und den verkohlten Toast in die Spüle warf.

Ich wischte die Grillpfanne aus, schnitt noch einmal Brot ab und legte es unter den Grill. Ich beobachtete ihn eine Weile, aber dann meldeten sich meine verbrannten Finger. Also ließ ich kaltes Wasser darüber laufen und rieb sie mit etwas Butter ein. Ich nahm den verbrannten Toast und warf ihn in den Mülleimer. Sogar als ich den Mülleimer geschlossen hatte, blieb der Geruch nach verbranntem Brot in der Luft – und wurde sogar stärker.

Ich nahm den verbrannten Toast aus dem Mülleimer und wickelte ihn in Frischhaltefolie, bevor ich ihn wieder wegwarf. Es nützte nichts, der Geruch wurde immer schlimmer und erst dann wurde mir klar warum: unter dem Grill züngelten schon Flammen.

Ich warf auch die zweite Ladung Toast weg und schnitt zum drittenmal Brot ab. Ich beobachtete den Toast diesmal sehr genau, um sicher zu sein, daß er diesmal nicht verkohlte.

Die Küche stank stark nach verbranntem Toast und mir fiel ein, daß Sylvia davon wach werden könnte. Ihr könnte sogar die Idee kommen, daß das Haus in Flammen stand. Ich schloß die Küchentür, um den Gestank nicht herauszulassen, und überlegte, ob es nicht schon zu spät wäre.

Vielleicht war der Gestank schon bis in den Flur gedrungen und war auf dem Weg ins Schlafzimmer. Ich öffnete die Tür, ging in den Flur und schloß die Tür hinter mir. Nein, hier konnte man nichts riechen.

Aber sobald ich wieder in der Küche war, roch es wieder nach verbranntem Toast.

Ich konnte sehen, wie auch diese Partie Toast in Flammen aufging. Noch gab ich nicht auf. Ein Laib Brot war noch im Brotkasten. Es begann, sich appetitlich zu bräunen, als ein durchdringendes Pfeifen mich aus der Konzentration riß.

Der Rauchmelder im Flur war jetzt endlich losgegangen – und das mit einem markerschütternden Signal.

Ich öffnete die Haustür und wedelte unter dem Rauchmelder mit einer Zeitung, um den Lärm zu stoppen.

Bis ich alles wieder in Ordnung gebracht hatte, war auch dieser Toast verbrannt und der Griff an der Grillpfanne geschmolzen.

Ein paar Tage später konnte ich der ganzen Sache die lustigen Seiten abgewinnen, aber unmittelbar danach war ich verzweifelt. Ich war sehr stolz auf meine Kochkünste gewesen. Nicht das alltägliche Essen, das überließ ich Sylvia, aber zu besonderen Anlässen bereitete ich Tournedos Rossini, Steak Diane und andere Köstlichkeiten.

Und jetzt war ich unfähig, mich lange genug zu konzentrieren, um ein paar Toastscheiben zu rösten.

Sylvia stand auf um nachzuschauen, was der Grund für das Durcheinander war und bereitete mir ein frühes Frühstück zu. Ich versuchte, ihr zu erklären, was passiert war. Aber sie war kurz angebunden und wollte sich anscheinend nicht mit mir unterhalten.

In den nächsten Monaten betrieb ich jeden Morgen drei Stunden mentales Training. Die ersten eineinhalb Stunden konzentrierte ich mich darauf, wie ich die Schnur entwirrt hatte, und während der zweiten Hälfte rief ich mir ins Gedächtnis, wie ich die Eierschalenteile von der Walnuß entfernt hatte.

Wenn ich sage »konzentrieren«, so meine ich das auch wirklich so. Wenn mich jemand damals gesehen hätte, mit meiner zerfurchten Stirn und meinem verzerrten Gesicht, hätte er vermutlich gedacht, ich leide an Schmerzen. Ich betrachtete es als eine Frage auf Leben oder Tod. Ich setzte in diesem Spiel alles auf eine Karte und fühlte mich nach dem Training völlig ausgelaugt.

Ich war überzeugt davon, mein Gehirn so trainieren zu können, daß es die Neurofibrillenknäuel entwirren und sich der Plaque entledigen würde. Und dies durch Erinnerung daran, wie gut es tut, wenn jedes Fadenstück entwirrt wird und wie toll die Walnuß aussah, nachdem ich sie gesäubert hatte.

Ich verwandle diesen Abschnitt in »Verborgener Text«, damit Sylvia ihn nicht sofort auf dem Monitor findet, wenn sie später einmal nachschaut.

Wenn ich oder eher wohl Sylvia dieses Manuskript ausdruckt, dann wird dieser Abschnitt gedruckt erscheinen. Aber ich möchte nicht, daß sie ihn vorher liest.

Mir ist klar geworden, daß ich auf dem falschen Weg bin. Das mentale Training zeigt überhaupt keine Wirkung und mir geht es jede Woche schlechter.

Ich fühle, wie Nebelbänke meinen Verstand überfluten und ich muß um jeden Gedanken kämpfen. Sylvia weiß davon noch nichts, aber es ist nur eine Frage der Zeit, bis sie es erkennt. Ich werde meine Studien fortsetzen und versuchen, einen anderen Weg für die Bekämpfung dieser

Krankheit zu finden. Aber es ärgert mich, so viel Zeit in sinnlose Übungen investiert zu haben.

Ende des »Verborgenen Textes«.

Sylvia meinte, es würde uns beiden einmal guttun, einen Abend auszugehen. Ich dachte, sie meinte ein Essen mit anschließendem Theater- oder Kinobesuch, sie hatte aber andere Vorstellungen.

Sie wollte tanzen gehen. Wir hatten uns 1959 in einem Tanzpalast kennengelernt und bis vor einigen Jahren waren wir ziemlich oft zum Tanzen gegangen. Sylvia hatte bereits eine Goldmedaille in lateinamerikanischen und modernen Gesellschaftstänzen errungen, als wir uns kennenlernten, aber mit mir reichte es nur für einen bronzenen Standard. Ich mag Walzer, Foxtrott oder Jive, aber das war's dann auch schon.

Inzwischen war es ziemlich schwierig geworden, einen Ort zu finden, wo unsere Art Tanz angeboten wurde. Wir mochten am liebsten einen großen Tanzsaal, wo man richtig Platz hatte. Aber heute werden solche Orte eher für Gruppentanz reserviert, etwas, das wir nicht machen.

Wir fanden einen Tanzsaal, der im *Forum Centre Wythenshawe* Werbung machte, im Süden von Manchester, der uns genau das Richtige schien.

Es war genauso, wie wir ihn uns vorgestellt hatten: eine sehr gute Band und ein hoher Standard beim Tanzen. Ich hatte aber den Eindruck, daß ich Sylvia tief enttäuschte und vor den Kopf stieß. Aber mir fiel beim besten Willen keiner der komplizierten Schritte mehr ein, die wir im Laufe der Jahre gelernt hatten. Ich mußte über jeden Schritt nachdenken statt mit der Musik zu schweben. Schließlich verhielt ich mich wie ein blutiger Anfänger und vollführte grundlegende Walzerschritte und murmelte dazu: »Vorwärts, Seite, zusammen. Vorwärts, Seite, zusammen.«

Ich wußte, daß Sylvia an diesen Tagen einiges zu verkraften hatte, aber es ärgerte mich wirklich, daß sie jetzt solch ein einfaches Vergnügen, wie mit mir zu tanzen, nicht mehr genießen konnte.

Ich schlug vor, private Tanzstunden zu nehmen, wie wir es früher viele Jahre lang getan hatten. Zuerst schien sie skeptisch, aber ich blieb hartnäckig und sie wollte es sich überlegen.

Am Morgen fiel ich aus dem Bett und geriet in Panik, da ich nicht wußte, wo ich mich befand.

Aber das war nichts Neues.

Sind Sie schon einmal nachts in einem fremden Schlafzimmer aufgewacht, vielleicht während eines Urlaubs in einem Hotel, und haben dann einfach keinen klaren Gedanken fassen können?

Stellen Sie sich einmal vor, Sie wachen jeden Morgen orientierungslos auf und kennen sich in Ihrem eigenen Haus nicht mehr aus.

So war meine jetzige Situation.

Sylvia half mir, indem sie an allen Türen Schilder anbrachte: Toilette, Küche, Schlafzimmer und so weiter. Ohne diese Schilder hätte ich alle Türen durchprobieren müssen, bis ich zufällig die Tür erwischt hätte, die ich suchte.

Schließlich verlor ich meinen Orientierungssinn, sowohl zu Hause als auch draußen, in so starkem Ausmaß, daß ich größte Schwierigkeiten hatte, meinen Heimweg zu finden, wenn ich mich mehr als ein paar Meter vom Haus entfernte.

Wir schafften es aber vorübergehend, ein kleineres Problem im Zusammenhang mit meinem Erinnerungsvermögen zu lösen. Vorher konnte ich mich an einem Gespräch nicht beteiligen, wenn ich und Sylvia spazierengingen und jemanden trafen, denn ich erkannte die Menschen nicht mehr und wollte mich nicht blamieren.

Wir hatten jetzt vereinbart, daß sie jeden, den wir trafen, mit seinem Namen anredete. Beim Gespräch würde sie auch nach jedem nahen Verwandten der betreffenden Person mit Namen fragen, bis sie merkte, daß es mir dämmerte, wer die Person war und dann konnte ich mich am Gespräch beteiligen.

Aber dieser Erfolg hielt nicht lange an, denn trotz Sylvias Hinweisen konnte ich mich manchmal nicht daran erinnern, die Person je gekannt zu haben.

Die Gesichter der Menschen hatten für mich keine Merkmale mehr, nach denen ich sie erkennen und unterscheiden konnte.

Dies war besonders bedrückend und enttäuschend für mich, denn bis vor ein paar Jahren betrieb ich ein wenig Porträtmalerei und lernte dabei, Gesichter genau zu studieren. Jetzt hatte ich die Merkmale vergessen, sobald ich die Augen abwendete, obwohl ich sie wahrnahm.

Dies traf auf alle Menschen ohne Unterschiede zu. Selbst meinen Nachbarn von nebenan, den ich vielleicht am selben Morgen getroffen hatte, war für mich am Nachmittag bereits wieder ein Fremder. Bald mochte ich nicht mehr das Haus verlassen, und ich wurde mehr und mehr zu einem Einsiedler.

Eines Tages gingen wir trotzdem aus und ich wünschte, wir hätten es bleiben lassen.

Sylvia litt an Diabetes und Arthritis. Ich wollte ihr nicht

zur Last fallen, wenn es mir allzu schlecht ging. Daher beharrte ich darauf, daß sie dem Rat des Arztes folgte und mich zu einem Tageszentrum brachte, wo Beschäftigungstherapie angeboten wurde.

Mein Gedanke war dabei, daß sie mich hierher bringen könnte, um ein paar Stunden Ruhe am Tag zu haben, wenn ich ihr zu sehr auf die Nerven ging. Beim ersten Besuch wollten wir uns nur einmal umsehen ... wir flüchteten Hals über Kopf.

Es stank dort nach Urin und die Beschäftigungstherapie bestand im Basteln von Partyhüten aus Papier und Schmieren in Skizzenbüchern. Viele Patienten saßen mit teilnahmslosem Gesicht da; andere hatten verräterische Pfützen unter ihren Stühlen. Sie saßen offensichtlich den ganzen Tag so da, wie Zombies. Lieber wollte ich tot sein als in ein derartiges Stadium zu kommen, in dem ich mit Buntstiften herumschmierte oder in solch gähnender Langeweile herumsaß.

Am nächsten Morgen fühlte ich mich unwohl. Ich sah Sylvias Abendtasche in einer Schublade. Eine Tasche, besetzt mit Pailletten. Ich betrachtete sie und überlegte, an was sie mich erinnerte. Dann kam mir, daß sie genauso aussah, wie ich mir mein Gehirn mit den kleinen Plaqueflecken vorstellte.

Ich starrte auf die Tasche, die mich faszinierte und gleichzeitig abschreckte. Ich nahm sie mit zu meiner Werkbank und richtete meine Lampe direkt darauf. Ich betrachtete die glitzernden Plättchen und drehte die Tasche, um sie bei verschiedenem Lichteinfall zu betrachten. Obwohl der Designer diese Pailletten natürlich zur Verschönerung der Tasche angebracht hatte, stießen sie mich ab. Ich ekelte mich sogar vor ihnen.

Ich nahm ein Skalpell aus meiner Schublade und schnitt ein Plättchen nach dem anderen ab. Ich nahm dann eine Pinzette zur Hand und entfernte alle Reste des abgetrennten Fadens, mit dem sie befestigt gewesen waren.

Als keine Spuren mehr sichtbar waren, sammelte ich die Pailletten auf und zerstieß sie in einer Schüssel zu feinem Pulver. Nachdem ich das Pulver die Toilette hinuntergespült hatte, fühlte ich mich sehr viel besser.

Sylvia machte einen ziemlich verärgerten Eindruck, als sie ihre Abendtasche sah. Ich bin mir sicher, daß sie es nicht sofort merkte.


Ich verbrachte sehr viel Zeit im Garten. Es war so friedlich, zwischen den Pflanzen zu werkeln.

Eines Morgens in aller Frühe beschloß ich, den Rasen zu mähen. Ich ging in den Schuppen, um den Motorrasenmäher herauszuholen. Auf dem Rasenmäher stand ein alter Spaten, den ich wegstellte. Aber bevor ich ihn absetzte, starrte ich ihn an. Es überraschte mich, wie rostig er geworden war, weil er nicht benutzt wurde.

Ich stellte fest, daß der kleinere Spaten von Sylvia glänzte und sauber war. Anscheinend grub sie damit regelmäßig den Garten um.

Früher war das meine Sache gewesen.

Nachdem der Rasen gemäht war, vergaß ich die Sache mit dem rostigen Spaten und ging wieder ins Haus. Sylvia war noch nicht aufgestanden, also ging ich in mein Arbeitszimmer und setzte mich an meinen Computer. Ich wollte mein Tagebuch weiterschreiben. Sylvia schaute herein und fragte mich, wie ich vorwärtskam. »Ich habe noch nicht angefangen, ich bin gerade dabei«, murmelte ich.

»Oh, aber du warst den ganzen Vormittag hier. Es ist bald Essenszeit.«

»Wieviel Uhr ist es?«

»12 Uhr 30. Das Mittagessen ist in einer halben Stunde fertig. Ich sage dir dann Bescheid.«

Nachdem sie gegangen war, sah ich auf den leeren Bildschirm, auf den ich drei Stunden gestarrt hatte. Ich hatte noch nicht einmal mein Textprogramm gestartet. Ich blieb im *root directory* und spielte einfach so auf der Tastatur herum.

»Was mache ich jetzt?« tippte ich.

»Bad command or file name«, erschien auf dem Monitor.

»Ich weiß, ich weiß!« tippte ich. »Wenn du schon ein so schlaues Kerlchen bist, warum weißt du keine Lösung auf ein richtiges Problem?«

»Bad command or file name«, antwortete der Computer.

»Vielleicht bist du ja einer der schnellsten und leistungsfähigsten Computer hier in der Gegend«, tippte ich, »aber obwohl ich so krank bin, bin ich trotzdem um ein Vielfaches schlauer als du.«

Ich schaltete ihn angewidert ab, bevor er wieder »Bad command or file name« sagen konnte und ging zum Essen.


Gestern abend gingen wir ins Kino und leider verärgerte ich Sylvia am Ende des Films. (Nachtrag: Sie hat mir gerade erzählt, daß das während des ganzen Films so war und nicht erst am Ende.)

Obwohl sie an Arthritis litt, fuhr sie uns im Auto hin, denn es waren nur ein paar Kilometer. Der Film hieß

»Schlaflos in Seattle«. Wir fanden ihn beide sehr bewegend. Aber einige Szenen waren für mich doch etwas zu bewegend, so daß ich am Ende zu schluchzen anfing. Ich hatte vorher noch nie im Kino oder sonstwo geheult, seit meiner Kindheit, bis zum Ausbruch meiner Krankheit.

Es wäre nicht so schlimm gewesen, wenn ich leise vor mich hingeweint hätte, aber es waren ehrlich empfundene Schluchzer aus tiefstem Herzen, nach denen sich alle zu mir umsahen. Ein oder zwei Zuschauer riefen, ich solle ruhig sein, aber die meisten lachten nur und zeigten auf mich. Einige Jugendliche begannen zu klatschen und zu johlen, um mich zu größeren Anstrengungen anzustacheln.

Sylvia starrte nur geradeaus und versank in ihrem Stuhl. Ihr war es anscheinend wirklich peinlich, aber ich kümmerte mich nicht darum und schluchzte weiter.

Eine Nebenwirkung der Krankheit (so ziemlich die einzige, die nicht unerfreulich ist) besteht darin, daß ich anscheinend alle Schamgefühle verloren habe und mich einfach nicht darum kümmere, was andere Menschen von mir denken. Ich schluchzte weiter, nachdem der Film schon lange vorbei war, und wir gingen mit der Menge aus dem Kino. Ich fühlte, daß mir das gutgetan hatte. Irgendwie schien es eine Erleichterung zu sein, und ich fühlte mich deshalb viel besser.

Zuerst dachte ich, daß es vorerst einmal mit gemeinsamem Ausgehen vorbei wäre. Aber als wir vom Kino weggingen, blieb Sylvia plötzlich stehen, krümmte sich und hielt sich die Seiten. Einen Moment dachte ich, ihr ginge es nicht gut. Aber dann merkte ich, daß sie lauthals lachte.

»Was ist so komisch?«, fragte ich.

»Ach, das war so lustig, wie diese Jungs dich anstachelten und du dir dein Herz ausgeschluchzt hast. Es tut mir leid. Ich sollte nicht lachen, aber ich fand das so komisch.« Sie wischte sich über die Augen und fuhr fort. »Ich weiß, daß du nichts dafür kannst, Liebling. Und es tut mir leid, darüber lachen zu müssen. So, jetzt geht's wieder. Oh, oh!« Und dann ging's wieder los, und diesmal lachte ich mit.

Wir standen da, umarmten uns, kicherten und prusteten, während die vorbeigehenden Passanten einen großen Bogen um uns machten.

Als ich neulich durchlas, was ich bis dahin geschrieben hatte, machte es auf mich den Eindruck, als ob ein Ereignis oder Unglück gleich auf das andere gefolgt wäre. Natürlich war es so überhaupt nicht.

Die Ereignisse, die ich aufgezeichnet habe, sind nur die, die auffallend genug waren, daß ich sie mir gemerkt habe. Oder in den meisten Fällen brachte Sylvia sie mir in Erinnerung. Die Zeitspanne, die in Wirklichkeit mehrere Jahre umfaßt, erscheint daher in der vorliegenden Erzählung sehr komprimiert.

Ein anderer Aspekt, den ich scheinbar überbewertet habe, ist die Verärgerung Sylvias über einige meiner Mißgeschicke. Die meisten meiner Taten brachten uns dazu, gemeinsam lauthals darüber zu lachen, so wie wir das vor dem Kino taten. Obwohl ich an einer schrecklichen Krankheit litt, kannte ich lichte Momente. Sylvia und ich haben immer eine Menge miteinander zu lachen gehabt, aber in letzter Zeit scheinen wir sogar noch mehr zum Lachen zu haben ... Wahrscheinlich ist das ganz gut so. Wenn wir nicht so viel lachen würden, müßten wir mehr weinen.

Mein Gedächtnisverlust und andere Symptome schienen zu schwanken und damit auch der Fortgang meiner Erzählung. Manchmal schrieb ich viele Tage oder sogar Wochen nichts und dann fühlte ich mich eines Morgens wieder besser und fing wieder an zu schreiben.

Natürlich mußte ich zuerst alle Grammatik- und Rechtschreibfehler ausbessern, die mit der Verschlechterung meines Zustandes immer mehr wurden. Mein schwankender Gesundheitszustand erinnerte mich an einen Tag, den ich als Kind an der Küste verbrachte. Wir lebten eine Zeit lang in Southport.

In meiner Erinnerung war ich wieder dort und ging am scheinbar endlosen Strand der fernen See entgegen. Ich stand da und beobachtete, wie die Flut kam und versuchte, eine Regelmäßigkeit in der Wellenbewegung festzustellen.

Als sie gegen die Küste schlugen, stellte ich fest, daß immer die siebte Welle größer war als die anderen. Ich begann zu zählen und tatsächlich wiederholte sich das bei allen siebten Wellen. Welle Nummer 49 war etwas größer als Nummer 7. Ich stellte mir vor, daß Nummer 343 – das heißt 7 x 49 – noch größer wäre. Das stimmte natürlich nicht. Ich wartete auf eine, aber ich konnte keine Unterschiede in der Größe mehr feststellen, bevor die Ebbe wieder kam; also ging ich nach Hause.

Meine Phasen mit klarem Verstand schienen mit der selben Regelmäßigkeit zu verlaufen. Ich befand mich auf einer Ebene von Unverstand, der sich von Zeit zu Zeit ein wenig entblößte, wenn die Wellen zurückgingen. Und ab und zu klarte es für einen kurzen Moment vollkommen auf, und ich war wieder fast wie früher. Dies war jetzt gerade der Fall und ich konnte mit willkommener Klarheit denken. Ich wollte versuchen, so viel wie möglich zu schreiben, bevor die Nebelbank wiederkehrte. (Außerdem kenne ich jetzt den Grund, warum Welle Nummer 343 nicht größer als Nummer 49 war. Ich habe ja 49 mit 7 multipliziert. Ich hätte es aber quadrieren müssen. Könnte vielleicht jemand mal nach draußen gehen und nachsehen, ob Welle Nummer 2401 größer ist als die anderen?)

Ich war nie ein begeisterter Fernsehgucker, aber ab und zu genoß ich es, einen guten Film anzusehen. Jetzt konnte ich nicht einmal mehr der Handlung folgen.

Ich saß verzweifelt vor dem Fernseher und versuchte mich zu konzentrieren. Aber ich merkte, wie mein Geist sich abwendete oder in Stumpfsinn verfiel. Manchmal versuchte ich mich so stark zu konzentrieren, daß ich überhaupt nichts vom Film mitbekam.

Ich saß nur da und sagte mir im Geiste vor: »Jetzt konzentrieren, du mußt dich jetzt ernsthaft auf den Film konzentrieren.« Wenn ich dann soweit war, mußte ich feststellen, daß eine halbe Stunde vergangen war, ohne daß ich auf den Fernseher gesehen hatte. Ich glaubte, die Ursache meines Problems wäre im Kurzzeitgedächtnis zu suchen. Anscheinend vergaß ich ein Ereignis im Fernsehen innerhalb weniger Augenblicke, nachdem ich es gesehen hatte.

Das hatte auch seine Vorteile. Es gab bestimmt nicht viele Zuschauer, die die Erstausstrahlung und die Wiederholung von »Coronation Street« mit solch einem uneingeschränkten Interesse sehen konnten.

Ich mußte mir wirklich etwas einfallen lassen, um mein Kurzzeitgedächtnis zu verbessern.

Ebenso ging es mir mit Büchern, wenn auch in geringerem Ausmaß. Zumindest konnte ich einige Kapitel zurückblättern, um meinem Gedächtnis auf die Sprünge zu helfen. Manchmal stellte ich bei dem, was ich gerade schrieb, fest, daß ich einiges wiederholt hatte, das bereits ein paar Zeilen zuvor erwähnt worden war.

Es war, als ob ich bereits das wieder vergessen hatte, was ich gerade geschrieben hatte. Ich glaubte, die Ursache meines Problems war im Kurzzeitgedächtnis zu suchen. Anscheinend vergaß ich ein Ereignis im Fernsehen innerhalb weniger Augenblicke, nachdem ich es gesehen hatte.

Ich mußte mir wirklich etwas einfallen lassen, um mein Kurzzeitgedächtnis zu verbessern.

Ich wußte wirklich nicht, wie ich ohne Sylvia auskommen sollte. Sie war sehr verständnisvoll, aber sie mußte sich mit so vielen Dingen herumärgern. Ich hoffte, sie sähe mir manches nach, da ich krank war.

Nein, das stimmte nicht. Ich glaubte, sie hatte mir immer etwas nachgesehen.

Ich wußte nicht, welches Glück ich hatte, als ich sie zur Frau nahm. Als wir uns kennenlernten, hatte ich den Eindruck, ich interessiere sie überhaupt nicht: Ich war der Meinung, nur das Motorrad fasziniere sie.

Wenn es so war, dann konnte ich ja froh sein, daß ich es gekauft hatte!

Eines Tages mußte Sylvia mein Ächzen gehört haben, denn sie kam aus der Küche gelaufen. »Was ist los, mein Liebling, ist alles in Ordnung?«

»Nein, ich habe bohrende Kopfschmerzen.«

»Aha. Warte einen Augenblick, ich bringe dir gleich etwas dagegen.«

Ich faßte mir an den pochenden Kopf. Mir kam es wie eine Ewigkeit vor, bis sie mit einer Blisterpackung Tabletten und einem Glas Wasser zurückkam. Sie drückte zwei

Tabletten aus der Packung, legte die Blisterpackung auf den Beistelltisch neben mir und gab mir die Tabletten.

Ich spülte sie mit etwas Wasser hinunter.

Nachdem Sylvia wieder in die Küche gegangen war, wartete ich darauf, daß der Schmerz nachließ. Ich nahm einen Duft aus der Küche wahr. »Hühnersuppe!« ging es mir durch den Kopf. Ich liebte Sylvias Hühnersuppe. Meine Mutter war immer der festen Meinung gewesen, daß heiße Hühnersuppe alle Wehwehchen heilte.

Die Kopfschmerzen schienen wieder schlimmer zu werden.

Ich litt früher an Migräneanfällen und wurde sogar einmal bewußtlos, nachdem ich meinen Kopf gegen eine Wand gedonnert hatte. Als ich im mittleren Alter war, hörten sie dann endlich auf, und seit vielen Jahren hatte ich nicht mehr so schlimme Kopfschmerzen wie jetzt gehabt.

Ich beugte mich nach vorne, um mich zu entspannen, und bemerkte ein Päckchen Schmerzmittel und ein Glas Wasser neben mir. Es waren nicht meine altgewohnten Migraleve-Tabletten, aber diese müßten es eigentlich auch tun. Ich nahm zwei Tabletten und einen Schluck Wasser und stellte fest, wie der Suppengeruch stärker wurde. »Bis zum Mittagessen dauert es nicht mehr lang«, ging mir durch den Kopf. »Oder ist es schon Zeit für Tee?«

In der letzten Zeit war mir anscheinend mein Zeitgefühl vollkommen verloren gegangen. Ich sah auf die Uhr. Manchmal konnte ich noch sagen, wieviel Uhr es ist, aber ein andermal schien mir die Uhr nichts mehr zu sagen. Ich schielte nach der Uhr, aber dadurch wurden meine Kopfschmerzen nur schlimmer. Ich hatte schreckliche Kopfschmerzen, aber Gott sei Dank lag neben mir auf dem

Tisch ein Päckchen Schmerzmittel und ein halbvolles Wasserglas. Ich nahm zwei Tabletten und einen Schluck Wasser. Ich hoffte, die Wirkung würde nicht allzu lang auf sich warten lassen.

Wegen des Pochens in meinem Schädel verdrehte ich meine Augen. Meine Augen begannen zu tränen und ich suchte in meiner Hosentasche nach einem Taschentuch. Als ich mir über die Augen wischte und mich schneuzte, bemerkte ich einen Geruch nach Hühnersuppe aus der Küche. Durch einen Spalt in der Tür konnte ich eine Frau sehen, die Suppe in einem kleinen Topf kochte. Sie sah nicht wie meine Mutter aus, aber wer sonst konnte das sein? Sie wendete mir ihren Rücken zu, aber dem Geruch nach zu schließen dauerte es nicht mehr lange bis zum Essen. Ich hatte schlimme Kopfschmerzen und stellte fest, daß Mami einige Tabletten für mich hingelegt hatte. Ich nahm zwei davon und trank etwas Wasser. Ich hoffte, Vati würde bald nach Hause kommen, damit wir bald essen könnten. Mami stellte das Essen immer erst auf den Tisch, wenn er heimkam. Mami wußte, daß er es nicht leiden konnte, wenn es kalt wurde. Die Kopfschmerzen wurden immer schlimmer. Vor mir lag ein Päckchen mit zwei Tabletten. Ich wußte, daß Mami immer Tabletten nahm, wenn sie Kopfschmerzen hatte. Diese hier hat sie anscheinend für mich hingelegt. Ich nahm die Tabletten in meinen Mund, brauchte aber etwas Wasser, um sie hinunterzuspülen. Neben mir stand ein Glas, das brachte aber nichts, denn das blöde Ding war leer. »Mami«, rief ich, »ich will einen Schluck Wasser!«

Die Frau in der Küche lief heraus und schrie mich an: »Wieviel hast du davon genommen? Mein Gott, die Packung ist leer!« Sie rief jemanden an und ein großer rot-

weißer Notarztwagen kam und brachte mich ins Krankenhaus.

Sie taten mir lauter schlimme Sachen an und brachten
mich zum Spucken! Nach einer Weile ging es mir wieder
besser und sie sagten mir, ich könne jetzt heimgehen.

Eine Frau kam auf die Station, um mich abzuholen. Sie
bat mich, mich schnell anzuziehen, denn sie hätte ein Taxi
gerufen, und das wäre bald hier.

Alle Schwestern winkten mir zum Abschied.

Ich glaubte, eine von ihnen war erkältet, denn sie
schneuzte dauernd in ein großes Taschentuch. Sie sollten
ihr frei geben, bis es ihr wieder besser ging.

Auf dem Nachhauseweg im Taxi wurde mir klar, daß
die Frau neben mir Sylvia war. Wir waren verheiratet!

Wir betraten das Haus und stellten einen verbrannten
Geruch fest. Die Hühnersuppe war verkocht und der Topf
angebrannt.

Sylvia hatte vergessen, den Herd auszuschalten, bevor
wir das Haus verließen. In letzter Zeit wird sie wirklich
ziemlich vergeßlich.

Ich machte mir manchmal wirklich Sorgen um sie.

# VI

## *Sylvia*

Das folgende Kapitel ist von mir, Sylvia, geschrieben worden. Louis Zustand wurde in den letzten Monaten immer schlechter, und ich schlug ihm vor, ihm etwas Schreibarbeit abzunehmen. Ich war erstaunt, daß er so bereitwillig zustimmte. In letzter Zeit mußte ich so viel an seinem Text verbessern, daß es für mich wesentlich leichter ist, es gleich selbst zu schreiben.

In letzter Zeit muß ich ihn immer mehr kontrollieren. Sachen wie das Zähneputzen vernachlässigt er, wenn ich ihn nicht ständig daran erinnere. Manchmal frage ich ihn, ob er sie geputzt hat und er schwört, daß er es getan hat. Wenn ich dann seine Zahnbürste anfasse, ist sie staubtrokken. Als ich ihm heute morgen zeigte, wie trocken seine Bürste ist, schwor er, er habe seine Zähne geputzt und beschuldigte mich, die Bürste auf der Heizung getrocknet zu haben.

Das Problem, daß er keine Gesichter mehr wiedererkennt, scheinen wir gelöst zu haben. Wenn wir Leuten begegnen, rede ich sie immer mit Namen an und sehe dabei Louis an. Ich kann dann erkennen, ob er sie wiedererkennt, und ziehe ihn dann ins Gespräch mit ein. Wenn er sie nicht wiedererkennt, rede ich mit ihnen über Dinge, die er über sie wissen müßte. Dies funktioniert meistens, und schließlich strahlt er über das ganze Gesicht, sobald er sich erinnert. Vielleicht liegt es nicht daran, daß er die

Menschen überhaupt nicht wiedererkennt, sondern daß er einfach länger braucht, bis er sich erinnern kann. Es kommt einem so vor, als ob sein Verstand sich immerzu einen Weg durch einen dichten Nebel kämpfen muß.

Mit der Behindertenunterstützung, einem Einkommenszuschuß und meinem Pflegegeld kommen wir finanziell einigermaßen zurecht, obwohl ich immer ein wenig knausern muß. Natürlich mußten wir unseren ganzen Lebensstil ändern. Louis war immer ein Feinschmecker gewesen, und obwohl wir oft in Restaurants aßen, gab ich früher normalerweise immer noch 100 Pfund in der Woche nur für Lebensmittel aus.

Die drei winzigen Renten, die Louis bezieht, decken gerade mal die Kosten für das Weihnachtsfest. Aber es ist schon merkwürdig: Wenn man sich einmal an einen niedrigeren Lebensstandard gewöhnt hat, kommt man ganz gut zurecht. Ich glaube, das liegt daran, daß wir das erste Mal, seit Louis auf Provisionsbasis arbeitete, ein regelmäßiges Einkommen beziehen. So klein es auch ist, ich kann jetzt immerhin kalkulieren. Vorher aber gab es Wochen, an denen wir überhaupt keine Einnahmen hatten, und dann brachte er wieder einen vierstelligen Scheck für nur eine Woche Arbeit nach Hause. Manchmal konnte er mehrere große Verträge in einer Woche abschließen und verdiente trotzdem keinen Pfennig, denn wenn der Kunde keine angemessene Anzahlung leistete, bekam Louis die Provision erst, wenn die Küche oder die Doppelverglasung oder was auch immer er verkauft hatte, eingebaut war. Das konnte oft mehrere Monate dauern oder manchmal sogar ein Jahr. Jetzt weiß ich wenigstens jede Woche, wie es finanziell steht und kann entsprechend planen. Wenn ich ein wenig Geld von meinem Haushaltsgeld spare, können wir uns sogar wie früher besondere Sachen leisten. Das kann aber manchmal auch schiefgehen.

Früher gingen wir regelmäßig zum Tanzen. Aber das letzte Mal, als wir zum Tanzen ausgingen, konnte sich Louis nicht mehr an die einfachsten Schritte erinnern. Nicht daß er irgendwie eingerostet wäre. Wenn es das gewesen wäre, dann hätte er die Schritte nach einem oder zwei Walzern wieder gekonnt. Es war so, als hätte er niemals tanzen gelernt. Es hätte mich nicht so gestört, wenn er wenigstens Spaß gehabt hätte. Und anfangs hatten wir das auch. Wir lachten schallend, wenn sich unsere Beine in die Quere kamen und einige der ernsthafteren Tänzer starrten uns deswegen entgeistert an.

Aber die Stimmung von Louis wurde immer schlechter, als er enttäuscht feststellen mußte, daß er nicht mehr tanzen konnte. Schließlich ging es ihm so sehr auf den Geist, daß ich denke, es ist das Beste, wir lassen es bleiben.

Am nächsten Tag fand ich in unserem Ort eine Tanzlehrerin, die Privatstunden gab und nicht die Welt kostete. In den letzten zwei Monaten gingen wir zweimal wöchentlich hin. Es reißt ein ziemliches Loch in unser Budget. Aber das ist nicht der Grund, warum wir es aufgaben. Louis macht keinerlei Fortschritte, und er meint jetzt, daß es reine Geldverschwendung ist.

Am ersten Tag glaubte ich noch, er könne der Lehrerin folgen, und wir schafften schließlich ein paar Standardschritte. Aber in der nächsten Stunde hatte er sie wieder komplett vergessen. Wir mußten jede Stunde wieder ganz am Anfang beginnen, und da ich vermutete, die Lehrerin würde ein wenig ungeduldig mit ihm werden, vertraute ich ihr den Grund für sein Verhalten an. Er vergißt aber nicht nur die Schritte. Bei einigen Besuchen wurde mir klar, daß er vollständig vergessen hatte, jemals hier gewesen zu sein. Er begrüßt die Lehrerin immer, als wäre sie eine Fremde. Also entschied ich, daß es sich nicht mehr lohnte, dort hinzugehen.

Ich muß unbedingt ein Telefonschloß kaufen, um das Telefon abschließen zu können. Er versucht immer, seine Mutter in London anzurufen. Natürlich kann er sich nicht an die Nummer erinnern. Und selbst wenn er sich erinnert: Die Nummer ist schon lange jemand anderem zugeteilt worden und selbst dann kann es immer noch nicht funktionieren, denn die Vorwahl lautet jetzt nicht mehr 01, sondern 0171 oder 0181.

Anscheinend wählt er wild drauf los, und wenn er jemanden erreicht, besteht er darauf, daß der, der abhebt, ihn zu ihr weiterverbindet. Nein ist für ihn keine gültige Antwort. Diese Gespräche summieren sich auf unserer Telefonrechnung wahrscheinlich zu einem hübschen Betrag. Ich sagte ihm bereits zweimal, daß seine Mutter vor zehn Jahren gestorben ist. Aber ich lasse das jetzt bleiben, denn jedes Mal, wenn ich ihm das sagte, war es für ihn wie ein neuer Schock, so als ob sie erst vor kurzem gestorben wäre. Niemand sollte so lange danach immer wieder von neuem trauern müssen. Sein Vater starb einige Jahre vor seiner Mutter, aber ich weiß nicht, ob ihm dies klar ist.

Ich versuche, mit Louis geduldig zu sein. Aber manchmal habe ich ein schlechtes Gewissen, wenn mir alles ein bißchen zuviel wird.

Wenn ich mit ihm zum Einkaufen gehe, komme ich schier außer Atem, wenn ich ihn wie ein kleines Kind dahin ziehen und dorthin schieben muß. Auch wenn er sich wie ein kleines Kind benimmt, bleibt er dennoch ein ausgewachsenes Mannsbild. Ich mache mir auch Sorgen, wenn ich ihm sage, daß ich außer Haus gehe, denn dann bekommt er oft einen Wutanfall.

Oft muß ich alles stehen und liegen lassen, wenn er etwas will, denn er hat für nichts mehr Geduld. Dr. Sherpa schärfte mir ein, mich mit ihm nicht zu streiten oder ihn anzuschreien. Ich versuche das, aber manchmal möchte ich wirklich losbrüllen.

Heute ist der zweite Weihnachtsfeiertag, und Louis ist noch im Bett. Das ist sehr ungewöhnlich, denn Louis steht normalerweise sehr früh auf. Wahrscheinlich ist er noch erschöpft vom gestrigen Tag. Ruth, Philip und unsere Enkelkinder kamen zum Weihnachtsessen vorbei. Das Haus war voll, und nachmittags klopfte noch jemand an die Tür. Es war Bernard, unser früherer Nachbar im Hochhaus, dem wir gesagt hatten, er solle einfach mal hereinschauen, wenn er in der Nähe ist. Natürlich luden wir ihn auch zum Essen ein, und in unserem winzigen Eßzimmer konnte man sich kaum noch rühren.

Ich hatte vormittags sehr viel zu tun, da ich unter anderem alle Weihnachtsgeschenke wieder einpacken mußte. Louis war gestern sehr früh aufgestanden und fand alle von mir eingepackten Geschenke um den Weihnachtsbaum verteilt. Er nahm wahrscheinlich an, daß sie alle für ihn bestimmt waren, denn ich fand ihn auf dem Boden mitten in den Geschenken sitzend. Er hatte sie alle ausgepackt und das schöne Papier und die Schleifen im ganzen Zimmer verteilt. Er spielte beseelt mit dem Spielzeug der Kinder, und ihm war schlecht geworden, weil er eine große Pralinenschachtel leer gegessen hatte.

Ich bin ganz froh, daß er jetzt noch im Bett ist. Ich

schaute gerade noch einmal zu ihm herein, ob alles in Ordnung ist, und er schlief zur Abwechslung einmal ruhig. Das ermöglicht mir ein paar ruhige Minuten mit einer Tasse Tee.

Wenn ich an all die Jahre zurückdenke, glaube ich, daß Louis schon länger krank ist als ich zuerst dachte. Ich erinnere mich an einen Abend, als er von einem Roundtable-Essen nach Hause kam.

Er trug ein ungewöhnliches kastanienbraunes Seidenhemd mit einer roten Krawatte, die überhaupt nicht miteinander harmonierten. Ich hatte Louis noch nie mit solch einem Hemd gesehen. Louis trug normalerweise einfache weiße Hemden.

Aber irgendwie kam mir das Hemd bekannt vor. Und dann fiel bei mir der Groschen: Es war gar kein Hemd – er war in seinem Pyjamaoberteil fortgegangen! Aus irgendeinem Grund, an den ich mich nicht erinnern kann, hatte er den Tag über frei gehabt und einen Rollkragenpullover getragen. Am Morgen hatte er wahrscheinlich geistesabwesend den Pullover über das Pyjamaoberteil gezogen, später den Pulli wieder ausgezogen und zum Ausgehen noch eine Krawatte umgebunden. Er war sonst immer akkurat beim Anziehen. Ich bin mir sicher, daß dies das erste Anzeichen seiner Krankheit war.

Er verließ den Roundtable mit 40 Jahren. Das ist die obere Altersgrenze für Mitglieder. Wenn dies also ein frühes Krankheitssymptom war, zog sich die Krankheit schon fast 20 Jahre hin.

Andererseits dürfte einiges von seinem ungeschickten Verhalten einfach auf sein schlechtes Gehör zurückzuführen sein. Er war immer schon ein wenig schwerhörig gewesen, und obwohl er ein Hörgerät besitzt, trägt er es selten, weil er es unbequem findet. Er meinte dazu immer nur: »Gar nicht der Mühe wert.«

Er mußte einmal einem Redner bei einem Roundtable-Essen ein paar Dankesworte aussprechen. Louis glaubte, daß es um Fallschirmspringen (sky-diving) ging, und als der Redner erwähnte, daß er sich eine Sauerstoff-Flasche umschnallte, notierte sich Louis, daß er ihn bei seinen Dankesworten fragen wollte, aus welcher Höhe er gesprungen war. Betretenes Schweigen herrschte, als Louis seine Dankesworte sprach. Keiner konnte verstehen, wovon Louis redete. Dann hörte man ein Lachen, als einer aus der Runde merkte, was los war und er rief: »Er dachte, es geht um Fallschirmspringen!«

Es war natürlich um Tauchen von einem Boot aus (skin-diving) gegangen.

Manchmal finde ich es sehr schwer, mit Louis auszukommen. Teilweise mag das an seiner Schwerhörigkeit liegen; aber ich bin mir sicher, daß es nicht immer daran liegt. Er stellt mir eine Frage, die ich ihm beantworte, und ein paar Minuten danach stellt er mir dieselbe Frage noch einmal. Manchmal stellt er diese Frage sechs- oder siebenmal, und ich muß jedesmal mit etwas anderem aufhören, um ihm eine Antwort zu geben. Er läßt nicht zu, daß ich weiterarbeite und ihm antworte. Wenn ich nicht alles stehen und liegen lasse und ihm mein Gesicht zuwende, behauptet er, daß ich ihm keine Aufmerksamkeit schenke. Ich weiß, daß daran seine Gedächtnislücken schuld sind, aber es ist wirklich frustrierend, eine Frage zu beantworten und gleichzeitig zu wissen, daß er die gleiche Frage ein paar Minuten danach noch einmal stellen wird.

Es kann aber auch genau umgekehrt sein. Manchmal erwartet er von mir, daß ich etwas weiß, von dem er behauptet, es mir gesagt zu haben. Natürlich hat er mir nichts davon gesagt.

Er beschuldigt dann mich, ein schlechtes Gedächtnis zu haben.

Er vergißt auch Namen von Sachen oder bezeichnet sie falsch. Er sagt zum Beispiel: »Hast du den Eimer gelesen?« Er weiß genau, was er sagen will, verwendet aber die falsche Bezeichnung. Wenn ich ihn dann frage »Was ist ein Eimer?« antwortet er mir: »Du weißt schon, der Eimer. Das Ding, das jeden Morgen durch den Briefschlitz kommt.« Dann weiß ich, daß er die Zeitung meint. Wenn er eine falsche Bezeichnung verwendet, hat das Wort, das er benutzt, für ihn keinerlei Verbindung mit dem korrekten Wort. Und anscheinend verursachen ihm auch die vertrautesten Gegenstände am meisten Schwierigkeiten. Vielleicht liegt das daran, daß er bei nicht so üblichen Gegenständen erst einmal gründlich darüber nachdenken muß, was er sagen will.

Ich stellte eine eigentümliche Wahnvorstellung an ihm fest, die er in letzter Zeit zu entwickeln scheint. Er hebt eine Hand langsam auf Augenhöhe und schielt nach Dingen dahinter. Dann rennt er manchmal zum Badezimmerspiegel und starrt hinein. Als ich ihn danach fragte, wollte er anfangs nicht darüber reden. Dann erzählte er mir, daß ihm zusätzliche Pupillen wüchsen. Ich fragte ihn, was er damit meint. Er sagte zu mir: »Ich sagte es doch gerade. Mir wächst in jedem Auge eine zusätzliche Pupille.«

Ich dachte mir, das Beste sei, darauf einzugehen und meinte nur: »Na, das wäre doch schön, mein Liebling.«

Er starrte mich wütend an, und keiner von uns hat das Thema je wieder berührt. Er hat noch immer den gleichen Tick, aber er scheint es für sich behalten zu wollen, denn ihn überkommt es normalerweise, wenn er glaubt, daß ich ihn nicht beobachte.

Er wird auch sehr besitzergreifend und fühlt sich einsam, wenn er mich nicht sehen kann. Es ist mittlerweile so weit, daß ich es ihm sagen muß, wenn ich ins Bad gehe, falls er plötzlich merkt, daß ich nicht in seiner Nähe bin.

Ich muß ihm sagen, daß ich zum Einkaufen gehe und eine auffällige Notiz hinterlassen, wohin ich gegangen bin und wann ich wiederkomme. Wenn ich im Geschäft bin und besonders, wenn ich in einer Schlange stehe, denke ich mir oft, er macht sich Sorgen um mich oder fühlt sich einsam. Manchmal fühle ich mich dadurch sehr eingeschränkt.

Übrigens, weil wir gerade bei der schreienden Kombination mit der roten Krawatte und dem Pyjamaoberteil waren: Louis kann seine Krawatte und seine Schuhbänder nicht mehr alleine binden. Es kommt mir so vor, als ob seine Finger nicht mehr seinem Verstand gehorchen. Ich darf ihm die Schuhbänder nicht binden. Also mußten wir letzte Woche Schuhe ohne Schuhbänder kaufen.

Weil er keine Knoten mehr binden kann, trägt er jetzt keine Krawatten mehr. Früher wäre es ihm im Traum nicht eingefallen, ohne Krawatte aus dem Haus zu gehen, jetzt scheint ihn das aber nicht mehr zu berühren. Es gibt heute nicht mehr viele Leute, die Krawatten tragen, also fällt er nicht besonders auf.

So wie es aussieht, hat er seinen Orientierungssinn vollständig verloren und findet nicht einmal mehr im Haus seinen Weg. Ich weiß nicht, ob Louis es schon erzählt hat, aber ich mußte an jeder Tür Schilder anbringen wie »Badezimmer«, »Küche«, »Wohnzimmer« und so weiter. Manchmal mache ich mir Gedanken, was wohl Besucher davon halten würden, aber ich muß mich in letzter Zeit wirklich um andere Sachen kümmern.

Letzten Monat kam das Geld für den Autounfall von der Versicherung. Es dauerte wirklich lange, bis das Geld überwiesen war. Wir verwendeten das Geld teilweise, um uns einen neuen Wagen zu kaufen: einen viel kleineren als vorher, einen Lancia Y10. Er ist noch kleiner als ein Ford Fiesta, aber jetzt, wo Louis in Rente ist, ist er für uns groß genug. Da wir keine Garage mehr haben, steht er auf unserer Einfahrt im Freien.

Louis wird immer besitzergreifender und manchmal gerät er in Panik, wenn er mich nicht finden kann. Das kann manchmal wirklich peinlich sein. Letzten Montag ging ich zum Postamt im Ort, um ein paar Briefmarken zu kaufen. Es ist nur um die Ecke. Also sagte ich ihm, wohin ich gehe und daß es nicht lange dauern würde.

Ich hatte aber nicht daran gedacht, daß Montag war, und im Postamt war eine lange Schlange von Leuten, die ihre Rente abholten und Geld vom Konto abhoben.

Ich war schon fast am Schalter, als ich Louis von hinten rufen hörte: »Warum hast du mich so lange allein gelassen. Ich habe dich vermißt. Bitte komm nach Hause.« Obwohl er ein ausgewachsenes Mannsbild war, klang seine Stimme richtig kindlich. Er war barfuß und kurz davor, in Tränen auszubrechen. Die Briefmarken mußte ich ein andermal kaufen – ich brachte ihn nach Hause.

Sein Sprechvermögen und sein Wortschatz werden immer schlechter, und er verwendet einfachere und kindlichere Wörter.

In einer alten Truhe habe ich gestern ein Ölgemälde gefunden. Eine wunderschöne Monochromstudie der Conway

Bridge, von der ich schon gedacht hatte, sie wäre bei einem unserer Umzüge für immer verlorengegangen. Als ich sie Louis zeigte, kicherte er wie ein Kind und sagte: »Hübsches Bild«. Früher hat er es mißbilligt, wenn ich das Wort »hübsch« gebraucht habe, um etwas zu beschreiben. »Ein Adjektiv, das sehr wenig aussagt«, hat er mich immer belehrt. »Fällt dir keine präzisere Beschreibung ein?«

Für ihn ist mittlerweile alles »hübsch«.

Ich fragte ihn, ob er das Bild wiedererkennt, und er sagte darauf nein. Er hatte es aber kurz nach unserer Hochzeit selbst gemalt.

Trotz aller ärztlichen Diagnosen weiß ich, daß er irgendwann genesen wird. Er sagte zu mir, daß er gesund werden wird, und er hat immer recht gehabt.

Er hat immer erreicht, was er sich in den Kopf gesetzt hat.

Herausforderungen spornen ihn immer zu Höchstleistungen an. 1957, nach der Entlassung aus der Armee, wurde Louis Verkäufer in einem Schuhgeschäft. Nach ein paar Wochen sagte ihm der Geschäftsführer, daß er es als Verkäufer nie weit bringen würde. Sein ganzes Leben lang hat er das Gegenteil bewiesen.

Nach ein paar Jahren als Geschäftsführer in einem der größten Schuhgeschäfte Londons ging er zu *Nu-Swift Fire Protection* und arbeitete dort als Vertreter auf Provisionsbasis. Die meisten betrachteten es als Büro-Job mit der Begründung, sie könnten nur zu den Zeiten arbeiten, wenn die Firmen und Büros offen sind. Louis arbeitete sieben Tage in der Woche von 8 Uhr morgens bis nach 10 Uhr abends. Er machte es sich zur Aufgabe, Kunden zu finden, die am Wochenende anzutreffen waren und fand heraus, daß viele Chefs früh zur Arbeit kommen. So konnte er sie sprechen, bevor die Sekretärin und das Empfangspersonal kam, die ihn sonst abgeblockt hätten. Am Abend rief er Pubs, Clubs und andere Kunden an, die noch offen hatten.

*Nu-Swift* mit etwa 400 Vertretern hatte damals ein Incentiveprogramm, durch das die zehn besten Vertreter und ihre Ehefrauen jedes Jahr einen kostenlosen Urlaub erhielten. Er blieb zwölf Jahre bei der Firma und bekam den Urlaub immer.

Danach hat er für eine Reihe von Firmen auf Provisionsbasis gearbeitet, und er strebte immer danach, der beste Vertreter in der Firma zu sein. Mir wäre es lieber gewesen, er hätte eine Stellung mit regelmäßigem Einkommen gehabt. Aber er meinte immer: »Mir ist es lieber, ich werde nach meinen eigenen Leistungen bezahlt.« Er sagte oft: »Ich wünschte mir, Herr Gibson (der Geschäftsführer, der ihm ein Scheitern als Verkäufer prophezeite) könnte mich jetzt sehen.« Ein weiteres Beispiel für seine Hartnäckigkeit bei Herausforderungen ist sein Führerschein, auf den er wirklich stolz ist.

Beim ersten Mal versagte er in der Führerscheinprüfung so kläglich, daß der Prüfer ihm riet, in Zukunft öffentliche Verkehrsmittel zu benutzen, denn er glaube nicht, daß er je ein guter Fahrer werden würde. Er tankte umgehend seinen Wagen voll und fuhr einen ganzen Tag herum, fest entschlossen, bei der Rückkehr perfekt fahren zu können. Einen Monat danach bestand er die Führerscheinprüfung und den IAM-Test drei Monate darauf. Das genügte ihm aber immer noch nicht. Also absolvierte er den IAM-Motorradtest und wurde danach Prüfer für Motorradprüfungen.

Vor kurzem dachte ich daran, das Auto zu verkaufen, da ich wegen meiner Arthritis nicht mehr viel fahren kann. Es steht nur vor dem Haus herum und rostet vor sich hin. Ich änderte meine Meinung, denn Louis wurde ärgerlich, als ich ihm davon erzählte. Das Auto fasziniert ihn, und er sitzt oft stundenlang draußen und betrachtet es. Einmal sprach ich ihn deswegen an, und er meinte, er betrachte das Auto, wie es so dahinrostet. Ich dachte, das würde ihn stören, aber aus irgendeinem Grund scheint es auf ihn den gegenteiligen Effekt zu haben.

Seitdem Dr. Sherpa vor einigen Monaten bei Louis die Alzheimer-Krankheit diagnostizierte, bemerkten wir keine Verschlechterung seines Zustands. Dr. Sherpa meinte, dies liege daran, daß »man von einem höheren geistigen Niveau ausgehen müsse als bei anderen Patienten«. Bei unserem ersten Gespräch hatte er Louis aus reiner Routine gefragt, was sein Vater gewesen sei. Louis antwortete: »Oh, er war Buchhalter.« Ich mußte Dr. Sherpa erklären, daß sein Vater kein normaler Buchhalter gewesen war. Vor dem Krieg war er Finanzberater der amerikanischen Regierung. Während des Krieges kam er nach England und wurde in Burtonwood als Oberster Zahlmeister der amerikanischen Streitkräfte stationiert. Ich glaube, sein Titel war *Paymaster General* oder etwas in der Art.

Nach dem Krieg blieb er hier als Buchhalter und war auch Erfinder.

Eine seiner Ideen war es, in die Hecks von Schiffen Löcher zu bohren, um Wasser abzulassen. Er war der Überzeugung, daß das Wasser wegen des geringeren Druckes am Heck heraus- und nicht hereinfließen würde, wenn das Boot schnell genug segelte.

Jeder machte sich damals über ihn lustig, aber nach seinem Tod wurde es zur Standardausrüstung jedes kleinen Segelbootes. Er erfand auch eine Art Hovercraft und beantragte dafür lange vor Christopher Cockerell ein Patent. Wie üblich, ließ er das Patent auslaufen.

Louis trat in seine Fußstapfen. Eine seiner Erfindungen war eine Vorrichtung, die den Ständer eines Motorrads einzog, sobald ein Gang eingelegt wurde. Er besaß hierfür einige Jahre ein Patent und wurde damit bei Norton und Triumph vorstellig. Diese behaupteten, es wäre zu teuer und niemand sei bereit, dafür einen Aufpreis zu zahlen. Ein paar Jahre später bauten die Japaner ein ähnliches System bei fast allen ihren Motorrädern ein. Louis schien das nicht groß zu berühren. Er sagte, solange es die Jugendlichen davor schützt, mit dem Motorrad zu stürzen, wenn der Ständer den Boden berührt, ist alles in Ordnung.

Louis schrieb vor vielen Jahren eine kurze Science-fiction-Geschichte, in der er davon ausging, daß der große Knall nicht der Beginn des Universums war. Sein Szenario war, daß am Anfang eine Serie von sich abwechselnden Explosionen und Implosionen stattfand. Heute vertreten Wissenschaftler ähnliche Meinungen.

Vor ein paar Jahren bastelte Louis etwas Geheimnisvolles. Zuerst wußte ich nicht, was es war, es sah so merkwürdig aus. Aber es beschäftigte ihn, und ich ließ ihn werkeln. Nach ein paar Wochen wollte er nicht mehr, daß ich das Zimmer aufräumte. Er hatte Angst, ich könnte etwas verrücken oder eine alte Schraube oder Büroklammer oder ähnlich wichtige Sachen verräumen. Also ließ ich ihn in Ruhe mit seiner Bastelei.

Als er mit dem Projekt anfing, kaufte er drei oder vier Baukästen. Ich erinnere mich auch, daß er unsere Enkelkinder bat, Lutscherstiele für ihn aufzuheben. Er besaß

Hunderte davon; alle hatte er zusammengeschraubt und verbunden. Das Projekt kostete ihn fast zwei Jahre Zeit und überall waren Zahnräder und Hebel. Heath Robinson hätte es geliebt.

Louis erklärte mir, daß Charles Babbage, der Mann, der den Computer erfunden hatte, eine Art Rechenmaschine konstruiert hatte. Da es zu seiner Zeit noch keinen elektrischen Strom gab, war es eine mechanische Rechenmaschine. Er starb aber 1871, bevor er sie vollenden konnte, und kein Mensch wußte, ob sie funktionieren würde oder nicht. Louis studierte die Forschungen von Babbage in der Bücherei und beschloß, die Rechenmaschine komplett nachzubauen und fertigzustellen, um zu prüfen, ob sie funktionierte.

Wie gesagt, dauerte das zwei Jahre, und er brauchte immer die merkwürdigsten Dinge zum Einbauen. Ich erinnere mich an den Tag, an dem er fertig wurde. Er führte mich in das zweite Schlafzimmer, das inzwischen völlig von dem Apparat belegt war. Ich starrte das Ding an: Es war riesig und sah kompliziert aus. Wie gesagt, er hatte mir den Zutritt zum Zimmer verboten, solange er daran arbeitete. Er tat sehr geheimnisvoll.

»Also, was hältst du davon?« fragte er mich, als er mich schließlich ins Zimmer ließ.

»Das Zimmer muß unbedingt aufgeräumt werden«, antwortete ich.

»Nicht das Zimmer, die Maschine.«

»Sehr schön, Liebling. Was kann sie?«

»Ich zeige es dir. Stell mir eine mathematische Frage.«

»Na gut, wieviel ist 7 mal 6?«

»Nein, nicht so etwas, etwas Komplizierteres.«

»Aha, gut. Wieviel ist 87 mal 43?«

»Na ja, eigentlich meinte ich ein richtiges mathematisches Problem. Aber lassen wir mal die Maschine deine Frage beantworten.«

Er begann, Hebel zu drehen und an Drähten und allem Möglichem zu ziehen. Ich war froh, daß ich ihn nichts Komplizierteres gefragt hatte, denn er brauchte dafür schon eine Ewigkeit. Aber schließlich sah er auf eine Anzeige und sagte: »Dreitausend, schreib das auf.« Natürlich tat ich das nicht, denn ich hatte keinen Stift bei mir.

Er ging hinten um die Maschine herum, sah bei einer anderen Anzeige nach und sagte dann: »Siebenhundert, also haben wir dreitausendsiebenhundert.«

Na ja, es dauerte schon eine kleine Ewigkeit, aber schließlich war er fertig und sagte: »Das macht insgesamt 3741 und diese Zahl stimmt.«

»Woher weißt du, daß sie richtig ist?«

»Weil ich solch eine einfache Aufgabe im Kopf ausrechnen kann. Du hättest mir eine schwierigere Frage stellen müssen.«

»Ist schon gut. Aber dann wären wir hier den ganzen Tag beschäftigt gewesen. Beantworte mir nur eine Frage: Wenn du so etwas im Kopf ausrechnen kannst, warum mußtest du dann das ganze Tamtam drumherum machen?«

»Ich habe die Maschine nicht gebaut, um eine simple Rechenaufgabe zu lösen. Ich wollte einfach wissen, ob die Maschine von Babbage funktioniert.«

»Und, tut sie's?«

»Ja, ich glaube, ich habe dir das gerade vorgeführt.«

»Aha, so ist das also. Ein bißchen langsam, oder? Ich meine ja nur. Wenn du die Rechnung im Kopf lösen kannst, können das andere bestimmt auch.«

»Ja, aber darum geht es gar nicht. Dies war der allererste Computer, und ich habe bewiesen, daß er funktioniert. Du kannst morgen das Zimmer aufräumen, wenn du willst. Ich baue dies hier ab und vielleicht können wir ja ein zusätzliches Bett hineinstellen, falls Besuch kommt, der übernachten will.«

»Du meinst, jetzt wo alles fertig ist, interessiert es dich nicht mehr?«

»Natürlich nicht. Es ging mir nicht um die Maschine an sich, es ging mir um die Lösung eines Problems. Wenn ich die Maschine vorsichtig auseinandernehme, kannst du die Einzelteile der Baukästen der Kinderstation im Krankenhaus geben.«

Wie gesagt, trug sich dies alles vor ein paar Jahren zu. Ich hatte das alles schon vergessen, bis ich vor kurzem eine Sendung im Fernsehen anschaute. Ein Gruppe Wissenschaftler wollte auch wissen, ob die Maschine von Babbage funktionierte und baute ein Modell. Ihr Modell war viel komplizierter als das von Louis, denn sie hatten die alte Maschine genau nachgebaut. Louis hingegen verwendete Baukästen und Lutscherstiele. Aber sie waren dennoch ganz aus dem Häuschen, als sich herausstellte, daß die Maschine tatsächlich funktionierte. Sie brauchten zu sechst etwa zehn Jahre dafür.

Ich wünschte, ich hätte vorher von dem Experiment gewußt. Ich hätte ihnen einige Mühe sparen können und ihnen die Lösung per Telefon mitteilen können.

Ich erzähle das alles, um die Bemerkung von Dr. Sherpa, daß die Krankheit bei Louis langsamer verlaufen würde als üblich, »weil man von einem höheren geistigen Niveau ausgehen müsse«, etwas zu illustrieren. Ich sage dies mit den Worten des Arztes, nicht mit den meinen.

Abgesehen von seiner Unfähigkeit, so zu schreiben wie früher, hat Louis jetzt auch Schwierigkeiten mit einfachen Rechenaufgaben. Er kann nicht einmal mehr die kleinsten Zahlen addieren oder subtrahieren. Dabei muß ich an einen alten Briefwechsel zwischen ihm und seinem Vater denken, den ich einmal gesehen hatte. Er war voller mathematischer Symbole, die ich nicht einmal ansatzweise verstand.

Ich hätte bereits Monate früher bemerken müssen, daß irgend etwas nicht stimmte. Ich hatte so viele Anzeichen übersehen. Bevor ich die Schwierigkeiten, die Louis mit Zahlen hat, bemerkte, bat uns zum Beispiel das Gaswerk, den Zähler abzulesen und ihnen das Ergebnis auf einer Postkarte zu schicken.

Louis las den Zähler ab und wir bekamen eine Rechnung über 1700 Pfund. Unsere Gasrechnung betrug normalerweise 60 Pfund im Monat, also waren wir einigermaßen überrascht über den Betrag. Ich rief beim Gaswerk an und sie baten mich, den Zähler noch einmal abzulesen.

Wir prüften den Zähler und Louis rief mir die Zahlen zu. Ich schrieb diese auf und verglich die Summe mit dem Betrag auf der Rechnung vom letzten Vierteljahr. Es kam die gleiche Summe heraus. Erst allmählich kam mir die Idee, daß Louis den Strom- und nicht den Gaszähler abgelesen hatte. Deshalb war der dem Gaswerk angegebene Verbrauchswert natürlich falsch gewesen.

Louis bemüht sich so sehr, mir einen Gefallen zu tun. Aber wie bei einem Kind geht es üblicherweise schief. Letzte Woche besuchten wir beispielsweise unseren Sohn Michael und seine Frau Andrea. Bei ihnen hatte ich mich köstlich über eine Werbung für Toilettenpapier amüsiert, in der ein kleiner Hund am Ende einer Rolle zog und das Papier im ganzen Haus verteilte.

Louis muß sich daran erinnert haben.

Gestern ging ich kurz einmal aus dem Haus, um Besorgungen zu erledigen. Als ich zurückkam, lag überall Toilettenpapier herum! Er hatte eine Packung mit sechs Rollen aufgemacht und sie in allen Räumen auf den Möbeln verteilt. Als ich fragte, was das denn sollte, hatte seine Antwort eine etwas abstruse Logik: »Ich dachte mir, du würdest wieder darüber lachen. Da wir keinen Hund haben, mußte ich alles selbst machen!«

Vor zwei Wochen stellte er fest, daß ich mich immer ein wenig aufregte, wenn die Post kam. Wir leben jetzt von einer kleinen Rente, und es waren mehrere Rechnungen auf einmal gekommen. Er fragte mich, wo das Problem liegt, und ich sagte ihm, daß das an der Post lag.

In der darauffolgenden Woche erhielten wir keine Post und mir war nicht ganz klar warum, bis unsere Nachbarin uns einen Brief brachte, den sie auf ihrem Rasen gefunden hatte.

Offensichtlich paßte Louis den Briefträger ab und wenn dieser die Post durch den Briefschlitz steckte, wartete Louis, bis er gegangen war und schob alles wieder durch den Schlitz zurück, so daß ich mich nicht aufregen konnte.

Ich weiß nicht, wieviel Post verlorengegangen ist, aber ich mußte einen Briefkasten mit Schloß kaufen und es vor dem Briefschlitz anbringen.

Vor der Diagnose seiner Krankheit hatte Louis mit dem Schreiben eines Romans über die Mau-Mau in Kenia begonnen. Er hatte vorher darüber nie viele Worte verloren, und ich bedrängte ihn deswegen auch nicht. Ich weiß aber ansatzweise, welche Rolle Louis beim Mau-Mau-Aufstand gespielt hatte, denn vor ein paar Jahren habe ich in der Bücherei ein Buch über die *Royal Green Jackets* gefunden. Mehrere Kapitel handelten von der *Rifle Brigade*, und sie nahmen mehrere Male auf ihn Bezug.

Ich erzähle das alles um klarzumachen, wie stark er abgebaut hatte. Ich habe gerade ein Gedicht gefunden, das er über die Enttäuschung geschrieben hat, die er beim Schreiben seines Romans empfand. Er mußte damals schon krank gewesen, aber wir waren uns dessen nie bewußt.

Louis erkennt inzwischen niemanden mehr. Ich bezweifle daß er wüßte, wer ich bin, wenn er mich auf der Straße treffen würde. Ich fragte ihn danach, und er meinte, daß die Gesichter der Leute für ihn wie »pinkfarbene Kleckse« sind. Er meint damit, daß er keine charakteristischen Merkmale mehr erkennen kann. Mit seinen Augen ist aber alles in Ordnung. Ich glaube, er kann Sachen erkennen, vergißt sie aber, bevor er sie einordnen kann.

Früher war er fast ein Spezialist für Gesichter. Das lag vermutlich daran, daß er Portraits gemalt hat. Er malte eigentlich sehr viel: nicht nur Portraits, auch anderes. Er verwendete keine modernen Farben, sondern studierte Techniken, die früher verwendet wurden. Er zog die Leinwand selbst auf und mischte seine Farben selbst zusammen.

Er wußte eine Menge über den menschlichen Knochenbau. Auf Partys machte er sich oft einen Spaß: Er bat einige Leute, auf einem Zettel die Seite zu notieren, auf der sie normalerweise schliefen. Sie sollten diesen Zettel dann falten und ihren Namen darauf schreiben. Anschließend sagte er ihnen die Lösung, bevor er den Zettel aufschlug. Er konnte die Seite erraten, weil eine Seite des Gesichtes etwas flacher als die andere ist. Das ist die Seite, auf der man normalerweise schläft. Der Unterschied war für mich nicht deutlich genug zu sehen. Aber er lag immer richtig.

Vor etwa 30 Jahren beauftragte ihn die Methodistengemeinde Balham, London, ein Bild im Stil von Holman Hunts »Light of the World« zu malen. Es war ein großes Gemälde, und sie hängten es hinter das Hauptschiff. Ich bin Methodistin, Louis aber ist Jude! Vermutlich ist er der einzige jüdische Maler, dessen Gemälde in einer methodistischen Kirche hängt.

Ab und zu scheint Louis wieder ganz der Alte zu sein. In diesen Phasen muß ich mir immer wieder in Erinnerung rufen, daß Äußeres trügt und er immer noch krank ist.

Gestern gingen Ruth und ich mit ihm spazieren. Er war in unserer Mitte und wir hatten unsere Arme untergehakt, als wir an eine Straßenkreuzung mit einer Fußgängerampel kamen.

»Na los«, sagte er schroff. »Die Ampel hat umgeschaltet.«

Wir folgten ihm beide, ohne groß nachzudenken, und ein Lastwagen mußte scharf bremsen, um uns nicht über den Haufen zu fahren. Die Ampel hatte in der Tat umgeschaltet, aber nicht auf Grün, sondern auf Rot. Es hätte böse ausgehen können. Aber als wir den Schock erst einmal überwunden hatten und wir sicher auf der anderen Straßenseite waren, brachen Ruth und ich in ein Lachen aus. Wir hatten seinen Befehlen immer automatisch gehorcht. Er hatte einen Augenblick so bestimmt geklungen.

Der arme Louis konnte nicht verstehen, warum wir lachten und sah uns völlig konsterniert an.

Bald darauf kehrten wir nach Hause zurück. Nachdem Ruth gegangen war, ging Louis in sein Arbeitszimmer, und ich setzte mich für ein paar ruhige Minuten hin. Auch in unserer Ehe gab es die üblichen Hochs und Tiefs, aber im großen und ganzen, glaube ich, waren wir glücklicher als die meisten. Manchmal mache ich mir Sorgen um die Zukunft, verdränge das aber wieder relativ schnell. Jeder Tag ist ein neuer Tag, so muß man damit umgehen. Wenn es eine erfundene Geschichte wäre, müßte ich wohl so etwas sagen wie: »Kopf hoch, altes Mädchen! Halt die Ohren steif.« Ich wünschte, die ganze Geschichte wäre erfunden. Noch schöner wäre es, wenn ich eines Tages aufwachen würde und feststellte, daß alles nur geträumt wäre. Das wäre doch was!

Louis ging es den ganzen Nachmittag schlecht. Er hatte einen kleinen Schock, und ich fühle mich schrecklich, weil es ganz allein meine Schuld ist. Vielleicht geht's mir besser, wenn ich es mir von der Seele geschrieben habe. Aber ich sollte von vorne anfangen.

Als Louis an den ersten Kapiteln dieses Buches schrieb, bat er mich, ihm traumatische Erlebnisse mitzuteilen, die er vielleicht vergessen hatte. Ich konnte ihm einige erzählen. Dann erinnerte ich mich eines Tages, während er schrieb, an die Zeit, in der er im Krankenhaus war, um sich an der Bandscheibe operieren zu lassen. Ich wollte ihn damals nicht stören, also schrieb ich auf einen Zettel eine Notiz als Erinnerungshilfe für mich selbst, damit ich ihm später davon erzählen konnte.

Er sagte, er könne sich an alles erinnern, als ich es erwähnte. Also hätte ich mich gar nicht darum kümmern müssen.

Ein paar Wochen danach verbrachte er eine unruhige Nacht und konnte nicht einschlafen. Er döste in einem Sessel, als ich einkaufen ging. Ich wollte nicht lange fortbleiben und war der Meinung, daß er immer noch schlafen würde, wenn ich zurückkäme. Um sicherzugehen, kritzelte ich auf einen Zettel eine Notiz, daß ich schnell einkaufen gegangen war und in einer halben Stunden zurück sei.

Leider brauchte ich beim Einkaufen länger, als ich gedacht hatte, und als ich zurückkehrte, war Louis vollkommen aufgelöst.

Da ich Diabetes und andere gesundheitliche Probleme habe, rief er das örtliche Krankenhaus und das Birch-Hill-Krankenhaus an, ob ich dort eingeliefert worden war. Als sie ihm sagten, dies wäre nicht der Fall, befürchtete er, ich sei so krank geworden oder vielleicht in ein diabetisches Koma gefallen, daß ich meinen Namen nicht mehr sagen konnte. Er war gerade dabei, das Haus auf dem Weg zum Krankenhaus zu verlassen, als ich nach Hause kam. Er umarmte mich stürmisch und voller Erleichterung und drückte mich dermaßen, daß er mich fast erwürgte. Das war wirklich nett, aber ich fühlte mich schrecklich, als ich erfuhr, warum er in solch einem Zustand war.

Die Notiz, die ich ihm hinterlassen hatte, lautete: »Ich mache nur noch ein paar Besorgungen. Ich bin in einer halben Stunde zurück. Mach dir keine Sorgen. Küßchen, Sylvia.«

Leider hatte ich, nachdem ich den Zettel geschrieben hatte, meine Lesebrille gegen meine Fernbrille ausgetauscht, und nicht bemerkt, daß ich den Zettel mit der Rückseite nach vorn an die Tür geklebt hatte. Ich hatte auf dem Zettel geschrieben, auf den ich die Notiz über das traumatische Erlebnis hinterlassen hatte. Also stand da zu lesen: »Einlieferung in Krankenhaus wegen Operation.«

Louis Augen haben in letzter Zeit einen abwesenden Ausdruck. Jeder merkt das, sogar Tiere.

Hunde und Katzen scheinen ihn als kleines Kind zu betrachten oder vielleicht auch als Tier, und folgen ihm nach Hause. Die einzige Ausnahme ist die Bulldogge unserer Nachbarn. Ich glaube, das liegt daran, daß Louis ihn jetzt nicht mehr beachtet. Früher kamen sie gut miteinander aus, aber seit einiger Zeit nahm der Hund jedesmal eine drohende Haltung ein und knurrte uns an, wenn wir vorbeigingen.

In den letzten Wochen ging es Louis immer schlechter. Wie ein Zombie sitzt er den ganzen Tag im Sessel. Er kann auch nicht selbständig essen und hat vergessen, wie man Messer und Gabel benutzt. Wenn ich ihn nicht füttern würde, würde er sicher gar nichts essen.

Trotzdem hat er nicht viel abgenommen. Wahrscheinlich liegt das daran, daß er sich nicht viel sportlich betätigt. Ich versuche immer wieder, ihn zum Aufstehen und Gehen zu bewegen, aber er sitzt nur die ganze Zeit zusammengesunken in seinem Sessel, und ich bekomme ihn einfach nicht hoch. Ich versuche alles Mögliche, und manchmal kann ich ihn sogar aus dem Sessel locken, und wir machen einen kleinen Spaziergang. Ich beachte weiterhin die Diätvorschriften, die er vorbereitet hat, bevor es ihm so schlecht ging. Sie schreiben Nahrungsmittel mit hohem Schwefelgehalt und Multivitamintabletten mit Magnesium vor. Ich hoffe, daß dies etwas bewirkt, aber bis jetzt gibt es dafür keine Anzeichen.

Die Nächte sind ziemlich lang für mich, denn ich liege wach und mache mir um ihn Sorgen.

Vor kurzem geschah etwas, das Louis in Aufregung versetzte. Das ist schon ein Fortschritt, denn wie gesagt saß er zuletzt nur wie ein Zombie herum und brachte kaum ein Wort heraus.

Wir kamen gerade von einem Spaziergang zurück, als wir auf eine Menschenmenge stießen, die Feuerwehrleute im Einsatz gegen ein kleines qualmendes Feuer in einem Geschäft beobachtete. Louis fühlt sich in Menschenmassen unwohl, also blieben wir etwas abseits. Neben uns war ein Standrohr, und einer der Feuerwehrmänner lief mit einem aufgewickelten Gewebeschlauch darauf zu und schloß ihn an. Der Schlauch streckte sich mit einem lauten Knall, als der Wasserdruck sich bemerkbar machte, und genau dies versetzte Louis in Aufregung. Danach würdigte er das ganze Feuer mit keinem Blick mehr. Er blickte nur mehr auf den Schlauch. Er ließ sich erst wieder zum Weitergehen bewegen, als das Wasser abgestellt war und der Schlauch in sich zusammensank. Louis berührte ihn dann mit seinem Fuß, bis der Feuerwehrmann ihn abkoppelte und aufrollte.

Er ist seit neuestem wie ausgewechselt. Er sitzt immer friedlich herum, aber ich weiß jetzt, daß er tief im Grübeln versunken ist. Der leere Gesichtsausdruck ist verschwunden.

Ich möchte an dieser Stelle ein paar Worte über eine Organisation sagen, die mir von unschätzbarer Hilfe und Unterstützung war.

Im Jahre 1980 nahm ich den ersten Kontakt mit der *Alzheimer's Disease Society* auf, als Louis erste Symptome zeigte. Es erleichtert einen ungemein, wenn am anderen Ende des Telephons jemand sitzt, der Mitgefühl empfindet und Fragen beantwortet. Sie scheinen eine Antwort auf jede Frage zu haben, wahrscheinlich weil sie sie vorher schon so oft gehört haben.*

Ich bekomme von der Gesellschaft einen monatlichen Infobrief mit Neuigkeiten, interessanten Themen und sogar Rezepten zugeschickt. Als ich der Gesellschaft beitrat, schickte sie mir eine Informationskassette, die ich immer noch besitze. Von Zeit zu Zeit höre ich sie mir an, manchmal um nützliche Informationen und Adressen zu erhalten und manchmal nur, um einer verständnisvollen Stimme zuzuhören.

Der vollständige Kasetteninhalt folgt im Anschluß. Vielleicht hilft es anderen Menschen, die einen Nächsten mit Alzheimer-Krankheit pflegen:

### Betreuung von Dementen

*Willkommen bei der* Alzheimer's Disease Society.

*Auf dieser Kassette werden Demenz und ihre Symptome erklärt. Wir informieren Sie auch, wie die* Alzheimer's Disease Society *Sie und Ihre Familie unterstützen kann.*

*Als erstes möchten wir Ihnen sagen, daß Sie nicht alleine sind. In unserem Lande sind etwa 600 000 Menschen von Demenz betroffen. 70 Prozent davon leiden an der Alzheimer-Krankheit.*

*Was ist Demenz?*

*Demenz umschreibt eine Reihe physischer Symptome, die das Gehirn betreffen. Zum Beispiel sind das Denk-,*

---

* Eine Adressenliste von Alzheimer-Gesellschaften und Angehörigengruppen finden Sie im Anhang.

*Urteils- und Erinnerungsvermögen beeinträchtigt. Der Verlust des Kurzzeitgedächtnisses ist ein frühes und alarmierendes Signal.*

*Menschen, die an der Alzheimer-Krankheit leiden, können sich vielleicht an ihren Geburtsort erinnern; sie können sich unter Umständen sogar sehr gut an ihre Kindheit erinnern. Sie können sich aber nicht erinnern, was vor kurzer Zeit geschah. Manchmal können sie sogar ihre Familienmitglieder nicht wiedererkennen.*

*Es kann passieren, daß Patienten glauben, es sei Nacht, obwohl es in Wirklichkeit Tag ist. Oder sie neigen zu Verwirrung und Umherirren. Im weiteren Verlauf der Krankheit verlieren die Patienten zunehmend ihr Bewußtsein für ihren Zustand. Einfache Aufgaben, wie das Binden von Schnürsenkeln, können sie nicht mehr bewältigen.*

*Demenz tritt normalerweise in fortgeschrittenem Alter auf. Aber sie kann auch in mittleren Jahren diagnostiziert werden. Momentan gibt es für die Alzheimer-Krankheit und die meisten anderen Formen einer Demenz keine Behandlungsmöglichkeiten. Die Wissenschaftler forschen aber unentwegt.*

*Was können Sie tun?*

*Wenn Sie sich Sorgen machen, weil Ihr Angehöriger Symptome von Demenz zeigt, gehen Sie unverzüglich zu Ihrem Arzt.*

*Es gibt viele andere Ursachen für das beschriebene Verhalten, und diese können auch behandelt werden. Ihr Arzt wird Sie möglicherweise an einen Spezialisten überweisen. Wenn er dies nicht tut, können Sie ihn auch bitten, die Überweisung an einen Spezialisten zu veranlassen.*

*Demenz hat nicht nur Auswirkungen auf den Patienten.*

Sie ändert auch grundlegend das Leben der Familie und der Freunde. Da Demenz sowohl eine physische als auch psychische Krankheit ist, verursacht sie Änderungen des Verhaltens und der Persönlichkeit. Sie ist fortschreitend, und der Verlauf endet schließlich tödlich.

Obwohl es eine quälende Krankheit ist, können Sie viel tun, um dem Patienten zu helfen, das Leben so lange wie möglich zu genießen.

Versuchen Sie, geduldig zu sein, und denken Sie daran, daß der Kranke keine Schuld an seinem Verhalten trägt.

Sie werden nicht absichtlich immer belastender.

Sie sind krank.

Zeigen Sie Liebe und Zuneigung, wann immer es angebracht ist.

Geben Sie dem Kranken Aufgaben, die er noch verrichten kann. Loben Sie seine Erfolge.

Helfen Sie dem Kranken, daß er ordentlich und gepflegt daherkommt, und machen Sie ihm Komplimente über sein Äußeres.

Reden Sie in klaren, kurzen Sätzen, und schlagen Sie einen beruhigenden Ton an. Bewegen Sie sich ruhig.

Sorgen Sie für eine ausgewogene Ernährung und für tägliche Bewegung des Patienten, um die Gesundheit zu erhalten. Konsultieren Sie unverzüglich den Arzt, wenn Unwohlsein auftritt. Krankheiten können die Verwirrung verschlimmern.

Entfernen Sie Gefahren wie lose Kabel oder wacklige Möbel aus der Wohnung. Sorgen Sie dafür, daß Arzneien und andere gefährliche Substanzen sicher weggeschlossen sind.

Helfen Sie dem Gedächtnis des Patienten: Lassen Sie Gegenstände immer an den gleichen Stellen. Eine große

*Schüssel für Schlüssel, Lesebrillen oder Handschuhe kann sehr hilfreich sein.*

*Wenn der Patient orientierungslos umherirrt, ist ein Armband mit dem Namen und der Telefonnummer hilfreich.*

*Versuchen Sie, den Kranken für etwas zu interessieren. Sie könnten über alte Zeiten sprechen, alte Fotos ansehen oder Musik anhören, die er gerne mochte, als er noch jünger war.*

*Diejenigen, die einen Dementen betreuen oder betreut haben, wissen, welche Strapazen von einem abverlangt werden: Selbstaufopferung, Streß, Einsamkeit und Depression. Ganz zu schweigen von der sozialen Stigmatisierung und der finanziellen Belastung.*

*Eine kürzlich von der* Alzheimer's Disease Society *durchgeführte Studie ergab, daß 97 Prozent der Betreuer emotional unter der Situation leiden.*

*Wir glauben, daß auch der Betreuer betreut werden muß.*

*Versuchen Sie immer, auch Zeit für Ihre eigene Erholung zu finden. Denken Sie stets daran, daß Sie nicht allein sind. Die* Alzheimer's Disease Society *bietet für Betreuer Unterstützung an und tritt gegenüber dem Parlament für bessere Vorsorge ein. Wir versuchen, die Öffentlichkeit aufzuklären und das Thema in der öffentlichen Aufmerksamkeit zu halten.*

Wenn Sie Betreuer sind, können wir Ihnen helfen. Zum Beispiel bieten wir Ihnen hier in Manchester Folgendes an:

*Wir haben wöchentliche Selbsthilfegruppen für Betreuer. Wir können mit Ihnen persönliche Gespräche führen. Wir geben einen monatlichen Infobrief heraus. Wir leisten*

*Hilfe im Einzelfall. Dies reicht von Beratung bei medizinischen Problemen über Anbieten von moralischer Unterstützung bis zur Hilfe bei Beantragung von Ansprüchen, auf die Sie ein Recht haben. Wir betreiben ein Besuchszentrum und organisieren Schulungen.*

## *Ruth*

Ich heiße Ruth. Ich schreibe dieses Kapitel, weil die Hände meiner Mutter wegen ihrer Arthritis vom Tippen so geschwollen sind.

Letzte Woche ging ich mit meinem Vater und meiner Mutter zum Supermarkt, während mein Mann Phil mit den Kindern in den Park spazierte. Sie wollten, daß ich mit ihnen kam, aber ich hatte den Eindruck, daß Mutter etwas Hilfe brauchte.

Es war nicht einfach, Vater zu überreden, mit uns zum Einkaufen zu gehen. Er wollte das Haus nicht verlassen. Schließlich kam er widerwillig mit, als Mutter ihm sagte, sie könne unmöglich alleine einkaufen gehen.

Ich war mit meiner Mutter gerade an der Kasse, als über die Lautsprecher eine Durchsage kam: »Vermißt jemand einen verwirrten Mann mit einem Tweedsportsakko, der auch seinen Namen vergessen hat? Die betreffende Person kann sich im Büro des Filialleiters melden und ihn abholen.«

Wir sahen uns um und stellten fest, daß Vater weg war. »Wahrscheinlich sollten wir uns mal beim Filialleiter melden. Es muß Louis sein. Können Sie mir sagen, wo das Büro des Filialleiters ist?« fragte Mutter die Kassiererin.

Wir eilten zum Büro, und tatsächlich saß Vater dort. Es war wirklich etwas peinlich. Sie behandelten ihn nämlich wie ein Kind, und einer der Angestellten hatte ihm einen

Lutscher gegeben, den er nun im Mund hatte. Er lächelte nur, als er uns sah und nahm Mutters Hand, als sie ihn hinausführte.

Mein Gesicht lief hochrot an, als ich ihnen folgte.

Wahrscheinlich habe ich erst in diesem Moment begriffen, wie krank Vater wirklich war. Selbst an dem Tag, an dem er mich nicht erkannt hatte, war mir das nicht in dem Maße klargeworden. Für mich war es wie ein Schock.

Wenn Mutter mir bisher Geschichten über die komischen Heldentaten von Vater erzählt hatte, lachten wir gemeinsam darüber, und ich dachte bei mir: »So ist Vater halt.« Wahrscheinlich stellte ich mir vor, er würde zu einem zerstreuten Professor oder etwas in der Art. Mir wäre nicht im Traum eingefallen, daß er krank sein könnte. Mein Vater doch nicht.

Ich brachte heute morgen meine Kinder (James, 15, Sarah, 11, Jacob, 9 und Esther, 6) zu ihrem Großvater. Mutter ist momentan im Krankenhaus. Mein Mann Philip konnte meinen Vater nicht besuchen, weil er arbeiten war. Die kleineren Kinder, mit Ausnahme von James, scheinen nichts Ungewöhnliches an ihrem Großvater festzustellen. Wenn ich sehe, wie sie mit ihm spielen und herumtollen, frage ich mich manchmal, ob sie so gut miteinander auskommen, weil er jetzt fast auf einer Stufe mit ihnen steht.

Als ich heute morgen kam, parkte ein großer Lastwagen vor dem Bungalow. Vater beschwerte sich, weil er dort nicht halten dürfe und außerdem alle Fenster verdunkle. Dann hörte ich nach dem Mittagessen die Haustür zufallen, als er ins Haus kam. »Wo bist du gewesen?« fragte ich ihn.

»Hinten im Garten«, sagte er. »Hast du meine Zange gesehen?«

»Nein, hast du schon in deinem Werkzeugkasten nachgeschaut?«

»Nein, Mutter hat alle meine Werkzeuge versteckt.
Aber vielleicht tut's auch der Nußknacker.« Vater spricht
in meiner Gegenwart immer von »Mutter«. Ich fragte ihn,
was er mit dem Nußknacker vorhabe und er murmelte,
daß die Ventilkappe zu fest sitze, um sie von Hand zu lösen und ging wieder in den Garten. Ich wußte nicht, was
er dort tat, sonst hätte ich ihn bestimmt davon abgehalten.

Als er zurückkam, grinste er. »Das wird ihm eine Lehre
sein. So etwas wird er nie wieder machen.«

»Um was geht's denn?«

»Ich meine den Lastwagenfahrer, der vor unserem
Haus parkt. Ich habe die Luft aus seinen Reifen gelassen.«

»Was hast du getan? Wie zum Kuckuck soll er jetzt
wegfahren?«

»Es macht mir nichts aus, wenn er nicht gleich weg-
fährt. Wenn er stehenbleiben muß, dann wegen mir, und
nicht weil er dort parken will.«

Ich konnte seiner Logik nicht folgen, aber der Lastwagen stand immer noch mit platten Reifen da. Und es wurde Zeit, Mutter im Krankenhaus zu besuchen. Ich wollte
nicht, daß der Lastwagenfahrer uns begegnet. Also verließen wir das Haus durch die hintere Gartentür und krochen
den Zaun entlang.

Ich glaube fast, Vater meinte, wir spielten Cowboy und
Indianer oder so etwas.

Auf dem Weg ins Krankenhaus gingen wir über den
Marktplatz von Rochdale und hielten kurz an, um uns mit
Bernard zu unterhalten, meinem Schwiegervater. Ihm war
vor etwa zehn Jahren ein Bein amputiert worden, und jetzt
sitzt er meistens am Morgen in seinem Rollstuhl, hält mit

irgend jemand ein Schwätzchen und verteilt Flugblätter der Zeugen Jehovas.

Die Eltern von Philip sind Zeugen Jehovas und verbringen ihre Zeit damit, die Leute zu missionieren. Ich hatte früher genau die gleichen Empfindungen wie jeder, wenn sie an die Tür klopfen, aber ich weiß jetzt, welch undankbare Aufgabe das ist.

Vater hatte Ähnliches gemacht, als er vor Jahren als Vertreter Feuerlöscher verkaufte, aber seine Firma bezahlte ihn wenigstens dafür.

Wie auch immer, wir unterhielten uns mit Bernard, und plötzlich wurde mir klar, daß Vater Bernard nicht erkannte. Das ist ziemlich merkwürdig, denn Bernard stand an einer Stelle des Marktplatzes, an der fast jeder hielt und ein Gespräch mit ihm anfing. Bestimmt kennt ihn die Hälfte der Leute in der Stadt. Vater muß ihn fast jeden Tag gesehen haben und sich mit ihm fast jeden Tag unterhalten haben. Mutter hat mir erzählt, daß er, bevor er vollständig vergaß, wer Bernard ist, sich erinnerte, daß er ihn kannte, aber er konnte sich nicht mehr an seinen Namen erinnern. Er nannte ihn Jack oder Jim oder irgendwie anders, aber nie Bernard. Ich wendete meinen Blick von Bernard im Rollstuhl zu meinem Vater und stellte mir die Frage, wer mehr behindert war.

Alzheimer ist eine seltsame Krankheit. Normalerweise ist eine Krankheit ein Grund zur Trauer. Bei der Alzheimer-Krankheit lachen wir oft über die komischen Taten meines Vaters. Wir lachen mit Vater und nicht über ihn, aber manchmal habe ich doch ein schlechtes Gewissen.

Vielleicht rührt Vaters Krankheit daher, daß er es gewöhnt war, immer unter Druck zu stehen. Er mußte immer, egal was er tat, der Beste sein. Sein Vater war genauso. Er starb mit 86 Jahren, und zwar an Streß. Er ging in ein türkisches Bad, als eine Frau mit einem Kind im Kinderwagen an ihm vorbeiging. Er wollte von niemandem überholt werden, also ging er immer schneller, bis er sie wieder überholt hatte. Dabei erlitt er einen Herzanfall und starb im türkischen Bad. Vater hat noch die Zeitungsausschnitte darüber, aber es brachte ihn nicht dazu, selbst langsamer zu machen.

Mutter war sehr aufgeregt, als ich ihr heute morgen per Telefon meinen Besuch ankündigte, obwohl sie genau wußte, daß es dafür keinen Grund gab. Überhaupt keinen. Folgendes war geschehen: Sie hatte in der letzten Nacht tief und fest geschlafen, als sie abrupt durch Vater aus dem Schlaf gerissen wurde. Er rief, daß sie »es mit der falschen Farbe gestrichen habe«.

Sie sprang aus dem Bett und suchte nach einem Farbeimer mit einer anderen Farbe, bevor sie richtig wach war. Sogar als sie bemerkte, daß sie überhaupt nicht gestrichen und Vater nur einen Traum gehabt hatte, war sie noch ganz verstört. Sie dachte, Vater sei in seinem Traum auf sie böse und schimpfte.

Vater erwachte und erzählte ihr dann, daß es in seinem Traum nicht einmal um sie gegangen wäre, sondern um jemanden, der ein altes Motorrad herrichtete. Er versuchte sein Bestes, um sie wieder friedlich zu stimmen.

Obwohl sie weiß, daß er ihr nicht böse ist, war sie noch lange nach dem Frühstück aufgeregt.

Ein Unglück kommt selten allein. Mutter war wieder im Krankenhaus, und ich war jeden Tag bei Vater, um nach ihm zu sehen. Seit über einer Woche habe ich nichts mehr geschrieben. Ich war zu beschäftigt. Mutter ging für eine Routineuntersuchung ins Krankenhaus, und sie behielten sie gleich da, um eine kleinere Operation durchzuführen. Zumindest dachten sie, es wäre eine kleinere Operation, aber es gab Komplikationen, und die Operation dauerte drei Stunden.

Schon seit langem wartete Mutter auf diese Operation. Aber sie hatte nicht gedacht, daß sie sich so plötzlich entscheiden würden, sie dazubehalten und sie nach der Routineuntersuchung zu operieren. Sie rief mich an und bat mich, ihr ein Nachthemd und andere Sachen zu bringen und mich um Vater zu kümmern. Ich nehme jetzt Vater jeden Tag ins Krankenhaus mit, wenn die Kinder in der Schule sind.

Gestern fand ich die alten Schuhe von Vater im Kühlschrank. Ich fragte ihn danach, und er erzählte, daß er sie überall gesucht hätte und beschuldigte mich, seine Schuhe versteckt zu haben. Er glaubte mir nicht, als ich ihm sagte, daß ich sie nicht in den Kühlschrank gestellt hätte. Also ließ ich die Angelegenheit auf sich beruhen. Ich hielt es für das Beste, die Butter und den Käse, die auf demselben Rost gelegen hatten, wegzuwerfen. Da alle anderen Lebensmittel in Folie oder Schachteln verpackt waren, müßte das genügen. Ich kann mir beim besten Willen nicht vorstellen, warum Vater die Schuhe in den Kühlschrank gelegt hat. Aber Mutter hat sicherlich einiges zu lachen, wenn sie die Geschichte hört.

Gestern begleitete ich Vater zur augenärztlichen Abteilung im Birch-Hill-Krankenhaus. Er muß alle sechs Monate einen Glaukomtest machen lassen. Mutter hatte mich über den Termin informiert und bat mich, den Arzt darauf aufmerksam zu machen, daß unter Umständen mit den

Augen meines Vaters etwas nicht in Ordnung ist, denn er hat immer noch die merkwürdige Angewohnheit, eine Hand vor sein Gesicht zu halten und über den Rand zu schielen. Ich hatte dieses Verhalten bei ihm einige Male beobachtet, achtete aber nicht besonders darauf, bis Mutter es erwähnte. Ich befragte Vater dazu, aber er wollte darüber nicht reden.

Als ich dem Doktor mitteilte, daß Vater meinte, ihm wachse eine zusätzliche Pupille in beiden Augen, schmunzelte er nur. Aber nach der Untersuchung teilte er mir mit, was die Ursache war. Wenn man mit beiden Augen ein Objekt betrachtet und langsam etwas vor das eine Auge schiebt, verändert sich der doppelte Umriß des Objekts zu einem einfachen, da ein Auge bedeckt ist. Vater mußte das feststellen, selbst wenn er ständig ein Auge geschlossen hielt. Normalerweise braucht er für die Ferne eine Brille. Er fand aber heraus, daß er Dinge wahrnehmen konnte, die ein paar Meter entfernt sind, wenn ein Auge halb zugedeckt ist. Er dachte, daß das daran liegt, daß ihm eine weitere Pupille im Auge wuchs. Daher deckte er es mit einer Hand ab!

Der Arzt erklärte uns beiden, daß das ein natürliches Phänomen mit den Namen »Nadellochphänomen« ist. Vater schien darüber erleichtert, und auch ich konnte das Phänomen nachvollziehen. Es stimmt wirklich: Wenn man etwas aus der Nähe mit einem geschlossenen Auge betrachtet und das andere Auge halb verdeckt, dann gibt es eine Position, an der alles plötzlich deutlicher wird. Probieren Sie das nicht an einer Bushaltestelle aus, sonst schauen die Leute Sie merkwürdig an!

Ich erzählte Mutter, was der Arzt herausgefunden hatte, und sie sagte: »Nun gut. Aber ich wünschte, sein ganzes

Verhalten hätte eine so einfache Erklärung.« Ich bin froh, daß sie morgen entlassen wird. Vater vermißt sie schrecklich.

Nach dem gestrigen Krankenhausbesuch traf ich Frau Hewitt, eine unserer Nachbarinnen, während wir an der Bushaltestelle auf den Bus nach Hause warteten. Sie war die Erste in der Reihe, und wir standen hinter ihr, als eine Gruppe Jugendlicher in das Wartehäuschen stürmte. Vater starrte sie an, als sie herumalberten und dabei immer lauter wurden. Mein Vater aber ging sofort in die Luft und meinte, daß es heutzutage keine Disziplin mehr gibt und daß Kinder die Erwachsenen zu respektieren hatten, als er noch ein Kind war. »Sie mußten zu sehen sein, durften aber nicht zu hören sein.« Den Spruch ließ er immer los.

Natürlich interessierte das die Halbwüchsigen überhaupt nicht. Im Gegenteil, sie wurden eher noch lauter. Ich unterhielt mich gerade mit Frau Hewitt, und wir merkten gar nicht, daß der Bus kam. Die Kinder drängelten hinter uns. Vater streckte an der Bustür seine Arme aus und rief ihnen zu: »Immer mit der Ruhe. Ein bißchen mehr Rücksicht, wir sind vor euch, und diese Dame war die Erste.« Er drehte sich zu Frau Hewitt um und lud sie mit einer Handbewegung in den Bus ein, wie man es von altmodischen Gentlemen aus alten Filmen kennt. »Nach Ihnen, meine Gnädige«, sagte er.

»Nein danke. Das ist nicht mein Bus«, erwiderte sie.

Ich sah auf und versuchte, Vater zurückzuhalten, aber es war schon zu spät. Er stieg schon ein.

»Wohin soll's denn gehen?« fragte ihn der Fahrer.

»In die Stadt bitte«.

»Nicht in diesem Bus, zum mindesten nicht du, Kamerad«, meinte der Fahrer. »Das ist ein Schulbus.«

Vater mußte natürlich wieder aussteigen und alle Kinder in den Bus lassen. Einige Kinder drängelten sich vor, während er aussteigen wollte, und sie versperrten ihm den Weg. Ich glaube, das taten sie absichtlich.

Alles wäre gar nicht so schlimm gewesen, aber der Bus war ein bißchen zu früh dran und mußte an der Haltestelle noch ein wenig mit der Abfahrt warten. Alle Kinder im Bus drängten sich an die Fenster und streckten Vater die Zunge raus und schnitten Grimassen. Er tat so, als er würde er das nicht bemerken und blickte weiterhin stur geradeaus. Mir war die ganze Sache ziemlich peinlich.

Heute morgen hatten wir wieder etwas zum Lachen. Ich hatte ihm Lebergeschnetzeltes gebraten und stellte es in den Kühlschrank, damit Vater es abends aufwärmen konnte. Er wollte sich in der Küche etwas Wasser holen, begann aber dann hektisch alle Schränke durchzusehen. »Was suchst du denn?« fragte ich ihn.

»Die Fliegenpatsche. Ich sah, wie gerade ein Käfer unter den Kühlschrank kroch, als du etwas reingestellt und die Tür geschlossen hast.«

»Unsinn«, sagte ich zu ihm. »In der Küche gibt es keine Käfer.«

»Doch, ich habe gerade einen gesehen. Vielleicht war es sogar eine Küchenschabe.« Er fand eine Sprühdose und verteilte den Inhalt unter dem Kühlschrank. »Schau, da ist es!«, rief er aus. Und tatsächlich: Unter dem Kühlschrank kam etwas kleines Schwarzes hervor, als er sprühte.

»Warte einen Moment, ich schau mir das mal an«, sagte ich zu ihm und nahm den Besen.

Ich bemerkte einen seltsamen Duft und sah mir das an, was er da in der Hand hielt. Es war Möbelpolitur mit Lavendelduft. »Das solltest du nicht verwenden«, sagte ich ihm. »Es ist kein Ungezieferspray, sondern Möbelpolitur.«

Er hörte mir nicht zu, sondern sprühte wie wild auf dem Boden herum. Je mehr er sprühte, desto weiter bewegte es sich weg, bis schließlich aus der Dose nur mehr ein Zischen kam und sie ihren Geist aufgab, da sie leer war. Das Ding auf dem Boden bewegte sich auch nicht mehr. »Ich habe es getötet!«, schrie Papa. »Jetzt ist das Ungeziefer endlich tot. Es wäre wohl besser, wir verteilen überall noch mehr Insektenspray, falls noch mehr Insekten da sind.«

»Ja, anscheinend hast du es zu Tode poliert.« Ich bückte mich und sah nach, was es war. Dann grinste ich Vater an.

»Um die anderen brauchen wir uns nicht zu kümmern. Ich glaube nicht, daß es Nachwuchs oder so etwas hat. Du hast mit der Sprühdose ein Stück Leber erlegt.«

Ich blieb vom Vormittag bis zum Abend des darauffolgenden Tages bei Vater. Nach dem Tee gab es ein wenig Aufregung, als es zu dämmern begann. Ich schaltete im Wohnzimmer das Licht ein und wollte gerade die Vorhänge zuziehen. Vater rief, ich solle aufhören, da draußen sei ein Mann. Ich schaute nach, konnte aber niemanden entdecken. Ich machte mir schon ein wenig Sorgen, weil das Wohnzimmer zum hinteren Garten hinausging und dieser eine Mauer ringsherum hat. Wenn da draußen jemand herumschlich, mußte er über das Gartentor gestiegen sein, das von innen verriegelt ist, und er führte sicherlich nichts Gutes im Schilde. Ich wollte nicht die Polizei verständigen, nur weil Vater meinte, etwas zu sehen. Aber ich wußte auch nicht, was man sonst unternehmen konnte. Ich hielt es für besser, die Vorhänge zuzuziehen und wollte damit gerade anfangen, als Vater rief, daß der Mann wieder da sei, und diesmal sei sogar eine Frau mit dabei.

Ich konnte immer noch niemanden sehen. Erst allmählich ging mir auf, daß Vater unsere Spiegelungen in der Fensterscheibe gesehen hatte. Vater war ganz außer sich, aber sobald ich das Licht ausschaltete und die Spiegelbilder verschwanden, glaube ich, war er sich über seinen Irrtum im klaren.

Er wollte seinen Irrtum aber nicht zugeben. Ich kann mich auch nicht erinnern, daß er das jemals getan hatte. Er verließ das Wohnzimmer und schimpfte leise über die Menschen, die seine Privatsphäre verletzen. Ich blieb noch ein bißchen, bis ich sicher war, daß mit ihm alles in Ordnung war.

Vor einigen Tagen stellte ich fest, daß Vater immer noch dasselbe Hemd trug, das er schon angehabt hatte, als Mutter ins Krankenhaus kam. Ich suchte nach einem sauberen Hemd für ihn, konnte aber keines finden. Ich mochte aber nicht glauben, daß er so wenig zum Anziehen hatte. Kaum Hemden, Socken und dergleichen. Ich fragte ihn, in welcher Schublade seine Unterwäsche sei, und er zeigte mir diese. Die aber war leer.

Als ich Mutter im Krankenhaus besuchte, fragte ich sie danach, und sie sagte: »Unsinn. Er hat genug Kleidung. Vielleicht hat er sie versteckt oder etwas anderes damit angestellt.« Am nächsten Tag durchsuchte ich das ganze Haus, konnte aber nur ein altes Hemd und ein paar Socken finden.

Ich wollte sie für ihn waschen, als er mitbekam, was ich vorhatte und zu mir sagte, daß er einige Pullover und Pyjamas hätte, die auch gewaschen werden müßten.

»Bringe sie her, und ich wasche sie gleich mit«, sagte ich ihm.

Er kam mit einem Armvoll alter Kleidung, aber wieder ohne Hemden und Socken. Ich weiß nicht, wo er all die Pullover und Strickjacken gehabt hatte; ich jedenfalls hatte keine bemerkt, als ich das Haus nach seinen Hemden durchsucht hatte.

»Warum tragen wir die nicht in das Waschdingsda um die Ecke?«, fragte er mich. »Sylvia tut das immer.«

»Nun, einige der Sachen müssen mit der Hand gewaschen werden«, erwiderte ich ihm. »Aber den Haufen könnten wir wohl dorthin bringen.«

Ich bildete zwei Haufen. Auf der linken Seite lagen die Sachen für die Handwäsche und die anderen Sachen trugen wir zum Waschsalon um die Ecke, oder, wie Vater es weiter hartnäckig ausdrückte, zum Waschdingsda.

Ich gab seine Wäsche in die Waschmaschine und Vater saß derweil auf der Bank an der Wand. Ich war vorher noch nie in diesem Waschsalon gewesen, aber Vater kannte ihn anscheinend schon.

Als eine Frau, offensichtlich die Betreiberin des Waschsalons, aus dem Hinterzimmer auftauchte, warf sie einen kurzen Blick zu Vater und rief: »Da sind Sie ja! Ich warte schon seit Tagen auf Sie. Sie können von Glück reden, daß ich Sie mit Ihrem Zeug habe hereinkommen sehen. Und Sie können froh sein, daß es nicht geklaut wurde.«

Mir war nicht klar, wovon sie redete, und Vater ging es anscheinend genauso.

Sie ging in das Hinterzimmer des Salons und kam mit einem großen Wäschebeutel voll mit Hemden und Wäsche von ihm zurück.

Offensichtlich hatte Vater an dem Tag, nachdem Mutter ins Krankenhaus kam, alle seine Sachen zusammengesammelt und sie zum Waschen fortgebracht. Er muß sie in die Maschine gegeben haben und war dann anscheinend gleich wieder weggegangen. Ein Glück, daß er nicht genau wußte, wie man die Waschmaschine anstellte, so daß die Angestellte, die gerade da war, ihm zeigen mußte, wie man die Maschine bedient. Sonst hätte keiner gewußt, wer die Wäsche vergessen hat. Sie erinnerte sich an Vater, weil er oft mit Mutter hereinkam, aber sie kannte weder seinen Namen noch seine Adresse.

Mutter will sicher wissen, was Vater während ihrer Anwesenheit so alles anstellt. Jetzt kann ich ihr etwas erzählen, das sie sicherlich amüsiert.

Jetzt, da ich gerade die Geschichte niederschreibe, wie Vater seine Wäsche vergaß, fällt mir eine Geschichte über meinen Großvater väterlicherseits ein. Ich weiß, daß Mutter schon etwas über ihn geschrieben hat, und ich bin erstaunt, daß sie nicht den Waschsalon erwähnte, den er eröffnete.

Er war sehr erfolgreich als Buchhalter, hatte eine Kanzlei in London und einige sehr bekannte Leute als Kunden. Eines Tages bemerkte er, wie überall Waschsalons aus dem Boden schossen. Damals war Vater etwa elf Jahre alt.

Großvater verkaufte seine Kanzlei und zog mit seiner ganzen Familie nach Dun Laoghaire bei Dublin. In Irland gab es damals noch keinen einzigen Waschsalon. Also glaubte Großvater, daß es höchste Zeit wäre, den ersten in Irland zu eröffnen. Er fand einen idealen Standort: einen großen Eckladen in der Stadtmitte.

Das Geschäft hätte sicherlich ein paar Jahre später einschlagenden Erfolg gehabt, aber Großvater war seiner

Zeit etwas voraus. Er hatte nicht viele Kunden, und bald war klar warum. Großmutter erzählte ihm eines Tages von einem Gespräch, das sie zufällig an einer Bushaltestelle außerhalb des Ladens mitbekam. Eine irische Dame wandte sich einer anderen Dame zu, als sie am Geschäft vorbeikamen und bemerkte: »Hmm, so etwas Merkwürdiges: ein Salon zum Waschen. Mich locken die nicht in ihr Geschäft. Ich wasche alles zu Hause. Mich bringt niemand dazu, meine schmutzige Wäsche in der Öffentlichkeit zu waschen.«

Vielleicht kommt daher das allen geläufige Sprichwort.

Ich freue mich für beide Eltern, daß Mutter morgen aus dem Krankenhaus entlassen wird.

Sie vermissen einander schrecklich. Mutter fragt nach der kleinsten Kleinigkeit über Vaters Tagesablauf zu Hause. Vater wiederum sitzt nur herum und sehnt sich nach ihr. Aber jetzt macht er einen etwas fröhlicheren Eindruck, nachdem er weiß, daß sie morgen nach Hause kommt. Ich glaube, ich höre jetzt mal mit dem Schreiben auf und bringe das Haus für Mutter auf Hochglanz.

Heute morgen machte Vater einen etwas gelangweilten Eindruck. Also schlug ich ihm eine Partie Schach vor. Vater war immer ein guter Schachspieler gewesen. Er war früher im örtlichen Schachklub und nahm an Schachturnieren teil. Er brachte uns allen vor Jahren das Schachspielen bei, aber keiner von uns konnte ihn schachmatt setzen, selbst wenn er ohne Königin oder Springer spielte. Heute machte er bei unserem Spiel nach dem ersten Zug einen zutiefst gedankenverlorenen Eindruck. Ich glaubte zuerst, er würde sich irgendeine vertrackte Strategie ausdenken, merkte aber dann, daß er sich nicht mehr erinnern konnte, wie man Schach spielte. Ich versuchte, es ihm zu zeigen, aber er konnte es überhaupt nicht nachvollziehen. Also entschieden wir uns, Dame zu spielen.

Während der Zeit, in der ich Vater betreute, passierte etwas, das ich eigentlich Mutter erzählen sollte, da es bezeichnend für seinen Zustand ist.

Er hatte ein paarmal Kopfschmerzen, als ich bei ihm war. Ich gab ihm zwei Aspirin, da es das einzige Schmerzmittel war, das ich gefunden hatte. Schon früher litt er an Migräne und nahm dagegen Migraleve-Tabletten. Er erzählte mir aber, daß das andere Kopfschmerzen waren. Bei einem seiner Kopfschmerzanfälle sagte er mir, daß es eine neue Art pulsierender Schmerzen war, die an seinem Kopf einen heißen Punkt verursachten.

Er ließ mich auf seinem Kopf fühlen, und tatsächlich war da ein Punkt auf der Oberseite, der sich wirklich heiß anfühlte. Ich hatte noch nie von so etwas gehört. Es war nicht einfach warm wie die Stirn von jemanden, der Fieber hat, sondern diese Stelle war wirklich heiß.

Heute morgen rief eine Dame von *der Alzheimer's Disease Society* an. Sie wollte Mutter sprechen. Als ich ihr sagte, daß ich Vater momentan betreute, weil Mutter im Krankenhaus lag, fragte sie mich, wie ich zurechtkäme, und gab mir ein paar Tips. Anscheinend ruft sie Mutter regelmäßig an, um auf dem laufenden zu bleiben, wie es Vater geht.

Ich muß jetzt los: Ich muß Mutters Kleider ins Krankenhaus bringen und sie dann nach Hause fahren.

## Louis ist wieder da

Hallo, ich bin's, Louis. Die Nebelwand hat sich wieder gehoben, und ich kann wieder schreiben.

Ich habe mir das durchgelesen, was Sylvia und Ruth verfaßt haben. Ich wollte ein Paar Sachen weglassen und andere wiederum ändern, aber Sylvia hat mich überredet, sie unverändert zu lassen. Das fällt mir schwer, denn einige Sätze und Wörter, die sie geschrieben haben, irritieren mich wirklich. Zum Beispiel folgender Absatz: »Louis ging es den ganzen Nachmittag schlecht. Er hatte einen kleinen Schock, und ich fühle mich schrecklich, weil es ganz allein meine Schuld ist.« Das Wort »schrecklich«, das viele Leute für »schlecht« oder »miserabel« verwenden, meint eigentlich »voller Schrecken«.

Aber ich glaube nicht, daß Sylvia sich so sehr erschrocken hat.

Andererseits liege ich vielleicht auch ganz falsch.

Ja, ich glaube, ich werde alles unverändert lassen.

Wie bereits erwähnt, hat Sylvia auch an meinem Text nur die Grammatik und die Rechtschreibung korrigiert, aber sonst alles unverändert gelassen. Also sollte ich auch ihre Passagen oder die von Ruth nicht verändern. Allmählich wird meine Arbeit, die ich ursprünglich ganz alleine vollbringen wollte, zu einem Gemeinschaftsunternehmen. Von jetzt an wird jeder von uns nur noch seinen Namen einfügen.

Wie Sie vielleicht schon bemerkt haben, geht es mir jetzt sehr viel besser. Für Prognosen mag es noch etwas früh sein, aber ich glaube, ich habe bei meiner Selbstheilung Fortschritte erzielt. Es war ein langer und ermüdender Prozeß, und selbst wenn es bei mir funktioniert hat, kann es doch bei anderen mißlingen. Ich hoffe inständig, daß es bei mir geholfen hat.

Zuerst einmal hat es eine ganze Menge Zeit beansprucht. Es ist jetzt ein paar Monate her, daß wir den brennenden Laden sahen. Ich kam durch den Wasserschlauch auf die Idee, die meinen Gesundungsprozeß in Gang setzte.

Dies und noch ein paar andere Dinge.

Zum Beispiel der rostige Spaten im Schuppen und mein Auto, das im Freien vor sich hinrostete.

Beide waren in einem schlechten Zustand, weil sie zu wenig benutzt wurden.

Mir wurde klar, daß ich beim Kampf gegen Plaque und Knäuel auf dem völlig falschen Pfad gewesen war. Sie waren nicht der Grund für mein Problem, sie waren nur ein Symptom.

Ich glaube jetzt, daß es eine viel einfachere und grundsätzlichere Lösung gibt, und ich war erstaunt, daß ich in keinem der Bücher darüber etwas gelesen hatte. Mir wurde dann klar, daß die Autoren, so sehr sie auch Koryphäen in ihrem Fach waren, die Krankheit nicht so hautnah erlebt hatten wie ich.

Es ist schon erstaunlich, wie sehr der Verstand geschärft wird, wenn man eine tödliche Krankheit vor Augen hat.

Ich wußte genau, was zu tun war. Ich fühlte mich, als wäre ich aus einem langen Traum erwacht.

Als ich sah, wie leicht der Wasserdruck den verdrehten

Schlauch entwirrt hatte, dachte ich mir, daß vielleicht eine lange Zeit intensiver Konzentration ein ähnliches Ergebnis auf die Neurofibrillenknäuel in meinem Gehirn haben könnte.

Eine Zeit intensiven Denkens könnte auch einen positiven Effekt auf die Plaque auf meiner Gehirnoberfläche ausüben.

Ich glaube, daß hauptsächlich die geistige Lethargie sich nachteilig auf diese Krankheit auswirkt. Sie ist vergleichbar mit der Schlafkrankheit, die ich vor vielen Jahren in Afrika kennengelernt hatte, aber weit weniger ausgeprägt.

Genau diese Lethargie ist das Gefährliche.

Ich glaube, daß sich auf dem Gehirn Plaque bildet und die Nervenfasern Knäuel bilden, sobald das Gehirn wie ein Muskel, der nicht beansprucht wird, funktionell abbaut. Wenn ich es schaffen könnte, daß meine Neuronen im Gehirn ein Dauerfeuer abgeben, würden sich die Knäuel wie beim Wasserschlauch auflösen. Vielleicht würde auch die Plaque verschwinden.

Ich erinnere mich an eine faszinierende Geschichte über Albert Einstein und seine Enkelin Evelyn. Dr. Thomas Harvey bewahrte das Gehirn, das er bei der Obduktion von Albert Einstein entnommen hatte, auf und verschickte danach einige Proben zur Untersuchung. Die Untersuchungen ergaben, daß Einsteins Gehirn wesentlich mehr Glialzellen pro Neuron aufwies als der Durchschnitt.

Es gab noch eine Reihe anderer genetischer Unterschiede, und als Evelyn für genetische Untersuchungen eine kleine Hautprobe zur Verfügung stellte, stellte sich heraus, daß sie ähnliche Merkmale aufwies.

Solch ein Ergebnis hatte jeder erwartet. Aber ein Haken war dabei: Evelyn, die vermeintliche Enkelin von Einstein, ist keine Blutsverwandte. Ihre Mutter war eine von Einstein adoptierte Tochter.

Die Wissenschaftler versuchen immer noch krampfhaft nachzuweisen, daß sie doch eine Blutsverwandte ist, aber ich denke, es gibt andere Gründe für die Übereinstimmungen. Als letzter lebender Nachkomme eines solchen Genies wurde sicherlich ein großer sozialer Druck auf sie ausgeübt, sich so zu verhalten und so zu sprechen, wie dies von einer Enkelin Einsteins erwartet wurde. Vielleicht hatte sie anfangs nur eine normale geistige Kapazität als Ausgangsbasis, trainierte aber dann konstant ihr Gehirn und erreichte damit die Zunahme der Glialzellen und anderer Merkmale des Einsteinschen Gehirns.

In »Alzheimer's – Caring for Your Loved One«, ein Buch von Sharon Fish, fand ich zwei Hinweise, die ich sehr interessant fand. Der erste Hinweis war, daß die Gehirne von Alzheimer-Kranken anscheinend das Enzym Cholinacetyltransferase nicht aufweisen, das normalerweise in Gehirnen festgestellt werden kann. Das Enzym wird zur Herstellung des Neurotransmitters Acetylcholin benötigt.

Weil keine Cholinacetyltransferase zur Verfügung steht, ist auch die normale Versorgung mit Acetylcholin nicht gewährleistet. Die Gehirnnerven benötigen Neurotransmitter zur Übertragung von Botschaften. Wenn sie keine Botschaften übertragen können, verkümmern sie wegen mangelhafter Auslastung.

Die Plaque auf der Gehirnoberfläche besteht zum großen Teil aus totem Gewebe. Ich glaube, dieses Gewebe könnten Reste von diesen verkümmerten Nervenzellen sein. Mich interessierte, ob es Wege gab, Cholinacetyltransferase oder Acetylcholin zu synthetisieren. Ich konnte aber in den mir zur Verfügung stehenden Büchern keine Anzeichen für eine diesbezügliche Forschung finden.

Den zweiten Hinweis, den ich in Sharon Fishs Buch fand, betrifft die Neurofibrillenknäuel und die Plaque. Anscheinend zeigen Menschen, die am Down-Syndrom leiden, genau die gleichen Symptome.

Gibt es da eventuell Verbindungen?

Ich habe auch irgendwo gelesen, daß wir so viel ungenutzte und überschüssige Ressourcen in unserem Gehirn haben, daß nur wenig Unterschied zwischen dem Gehirn eines Verrückten und eines Genies besteht.

Mit anderen Worten: Selbst ein Genie verwendet nur einen Bruchteil seiner Gehirnressourcen. Ein Verrückter braucht 95 Prozent dieser Ressourcen, um über die Runden zu kommen. Es sind aber diese anderen fünf Prozent, die den Unterschied ausmachen.

Viele Menschen glauben, daß der Homo sapiens die Vormacht auf diesem Planeten durch sein überlegenes Gehirn erlangte. Ich aber glaube, daß unsere Anpassungsfähigkeit, gepaart mit dem Einsatz von Technologie, dies bewerkstelligte. Wenn allein Denkfähigkeit überlegen macht, dann würde wohl angesichts der allein in meinem Leben obsolet gewordenen Normen unsere Rasse am Aussterben sein.

Delphine haben, wie auch einige andere Tierarten, Gehirne, die unseren überlegen sind, und wir sind nicht einmal die intelligentesten Zweibeiner, die es gibt. Der Cro-Magnon-Mensch hatte ein viel größeres Gehirn als Homo sapiens, und wir können uns nicht damit zufriedengeben, daß er inzwischen ausgestorben ist und wir nicht.

Der Cro-Magnon-Mensch hat eine weitaus längere Zeit existiert, als wir dies bis jetzt tun, und vielleicht hat gerade die Größe seines Gehirns ihn zum Aussterben verurteilt. Es wurden Kinder geboren, die solch enorme Gehirne aufwiesen, daß die Geburt äußerst schwierig war. Oft endete sie mit dem Tod von Mutter und Kind.

Deshalb glaube ich, daß die Größe oder der Zustand des Gehirns nicht der Hauptfaktor für die Intelligenz ist.

Was zählt, ist der Wille, das einzusetzen, was uns zur Verfügung steht.

Ich muß unbedingt mein Gehirn in Aktion halten. Nein, sogar noch mehr, ich muß es, ebenso wie dies ein Bodybuilder mit seinem Körper tut, mit Training aufbauen. Dieser Vergleich gefiel mir, und ich legte mir ein ähnliches Trainingsschema zurecht.

Glücklicherweise brauchte ich nie die Menge Schlaf, die andere Menschen zu benötigen scheinen. Ich benötigte nämlich jede Minute, die ich nur erübrigen konnte. Ich fing mit folgenden Perioden mentalen Trainings an:

Jeden Morgen zählte ich von Tausend in Siebenerschritten herunter. Wenn die letzte Zahl anders als sechs lautete, begann ich wieder von vorn, bis ich richtig lag. (Nach ein paar Tagen wurde das zu leicht, also nahm ich als Ausgangszahl 10 000. Die richtige Zahl am Schluß war dann vier.)

Ich nahm hastig ein Frühstück zu mir und trainierte dann mein Gehirn durch das Auswendiglernen von Gedichten. Das erste Gedicht, das ich auswendig lernte, war »Horatius« von Macaulay. Ich wählte dieses als erstes aus, weil kein anderes Gedicht mich so sehr fesselte, und außerdem ist es das längste in meiner Bibliothek. Ich lernte jeden Tag zehn Verse auswendig und, welch glücklicher

Zufall, das Gedicht hatte genau 70 Verse. Am Ende der ersten Woche konnte Sylvia das Buch blind aufschlagen und drei beliebige aufeinanderfolgende Wörter vorlesen. Ich konnte dann das Gedicht Wort für Wort von dieser Stelle an aufsagen. Die Wahl meines ersten Gedichtes hätte nicht besser ausfallen können. Ich fand den Inhalt sehr bewegend und sehr passend für mich. Es beschreibt die Ereignisse, nachdem die Römer die Brücke über den Fluß Tiber zerstört hatten.

Ich fühlte, daß man die krankheitsbedingte Lethargie durchbrechen und sich Hals über Kopf in eine neue Zeit blühender geistiger Aktivität stürzen konnte.

Als ich den ersten Gedichtband auswendig konnte, setzte ich mich mit den anderen Werken von Macaulay auseinander und nahm mir einen Band aus der Bibliothek nach dem anderen vor.

Ich fühlte in mir wieder ein Interesse an Poesie erwachen und begeisterte mich immer mehr. Aber besonders mochte ich »The Slave's Dream« und »Lenore« von Edgar Allan Poe. Ich fing nicht eher mit einem neuen Gedicht an, bevor ich nicht das alte Wort für Wort aufsagen konnte.

Mehrere Monate sind vergangen, seit ich zuletzt etwas geschrieben habe. Obwohl ich mein mentales Training mit großer Entschlossenheit angefangen hatte, fällt es mir jetzt ziemlich schwer, mich überhaupt länger zu konzentrieren. Ich beginne guten Mutes, finde einen Anfang und stelle dann fest, daß meine Gedanken auf Wanderschaft gehen. Ich glaube, daß dies ein Symptom meiner Krankheit ist, denn ich habe dies früher an mir nie in so starkem Ausmaß festgestellt. Es fällt einem wirklich schwer, dagegen anzukämpfen. Ich kann mich konzentrieren, wenn ich an nichts anderes denke, als mich zu konzentrieren. Aber dann ist anscheinend wiederum kein Platz in meinem Gehirn für das, worauf ich mich konzentrieren wollte. Ich denke ein paar Minuten über das momentane Thema nach – Mathematik, Poesie und so weiter – und schon fangen meine Gedanken zu wandern an. Für dieses Problem muß es eine Lösung geben. Ich muß mich darum kümmern, ich muß darüber nachdenken.

Eine unangenehme Folge meiner mangelnden Konzentrationsfähigkeit ist die Tatsache, daß ich durch alles Mögliche abgelenkt werde. Ich fühle, daß ich sehr leicht meine Beherrschung verliere und unglücklicherweise Sylvia darunter leiden muß. Heute morgen versuchte ich gerade, mich zu konzentrieren, als Sylvia hereinkam und mich fragen wollte, ob ich etwas brauchte, da sie schnell zum Einkaufen gehen wollte. Ich bekam einen Wutanfall und warf mein schweres Webster-Lexikon nach ihr. Ein Glück, daß ich sie nicht getroffen habe. Sie stürmte aus dem Haus und ließ mich in Ruhe.

Früher verlor ich meine Beherrschung nie so leicht.

XXXXXXXXXXXXX
XXXXXXX
XXXXX
XXXXXXXXXXXXX
XXX
XXXXXXXXXX
XXXXX

(Der obige Abschnitt enthielt eine meiner Meinung nach unnötige Bemerkung von Sylvia, die ich gelöscht habe.)

Wir sprachen nach diesem Wutanfall lange darüber, und sie sagte mir, daß es ihr klar sei, daß die Krankheit schuld an meinem Verhalten sei und nicht ich selbst. Aber dennoch stört es uns beide sehr.

*Sylvia erzählt:*
Das Einkaufen mit Louis brachte mich immer zur Verzweiflung, weil er immer annahm, er wüßte ganz genau, wohin wir gingen. Normalerweise lag er aber falsch. Ich hätte ihn wirklich an die Leine nehmen können, wenn das nicht so lächerlich ausgesehen hätte. Es war auch extrem anstrengend, ihn immer in die Richtung ziehen und schieben zu müssen, in die ich mußte.

Eine andere Sache, die ich als extrem störend empfinde, ist, daß er keinerlei Zeitgefühl mehr hat.

Ständig fragt er mich nach einer Tasse Tee, auch wenn wir gerade erst mit dem Frühstückskaffee fertig sind und noch bevor ich abwaschen konnte. Da ich Diabetes habe, muß ich Diät halten. Am späten Vormittag bereite ich mir deshalb eine Tasse Tee, aber dann nimmt er normalerweise an, es sei schon Zeit für das Abendessen.

Ich dachte mir, selbst wenn er kein Gefühl für Zeit hat, würde ihm doch sein Magen sagen, wann Essenszeit ist und wann nicht. Aber leider ist es nicht so. Nicht nur sein Verstand vergißt es, auch sein Magen. Er fragt mich manchmal ein paar Minuten, nachdem wir vom Mittagstisch aufgestanden sind, was es zum Abendessen gibt. Manchmal glaubt er auch nicht, daß Essenszeit ist, wenn ich ihn rufe. Er besteht so oft darauf, etwas zu Essen zu bekommen, kurz nachdem wir ein opulentes Mahl zu uns genommen haben, daß ich etwas dagegen unternehmen muß, denn er nimmt jetzt wirklich zu. So sehr, daß ihm keiner seiner Anzüge mehr paßt. Natürlich ist die Tatsache, daß er sich nicht mehr so viel körperlich betätigt wie früher, dabei nicht gerade von Vorteil. Ich weiß, daß das im Vergleich zu anderen Problemen eher eine untergeordnete Rolle spielt, aber es beschäftigt mich.

Heute morgen fand ich seine Schuhe im Kühlschrank. Ruth erzählte mir, daß sie sie schon einmal dort gefunden hatte, als ich im Krankenhaus war. Ich befragte Louis hierzu, und er bestritt zuerst, sie dorthin gestellt zu haben. Aber nach einer Weile bekam ich den Grund hierfür heraus. Er hatte sie angezogen und dabei bemerkt, daß sie etwas rochen. Er dachte, es liege daran, daß sie verdorben seien. Daher stellte er sie in den Kühlschrank, um sie frisch zu halten.

Warum kam ich nur nicht gleich darauf?

Eine andere Sache, die mich beschäftigt, ist die Tatsache, daß ich mich manchmal über ihn ärgere.

Dr. Sherpa ermahnte mich, mich mit ihm nie zu streiten, sondern »Ja, Liebling« zu sagen und niemals »Nein«. Aber es ist schwierig, den Ärger runterzuschlucken, wenn man alles stehenlassen muß, um ihm alles recht zu machen. So ist es zum Beispiel, wenn ich gerade mitten in der Hausarbeit bin oder mich gerade zum Ausgehen fertig mache und Louis will, daß etwas sofort erledigt wird. Ich kann nicht sagen: »Ich kümmere mich nach dem Mittagessen darum oder wenn ich mit dem fertig bin, was ich gerade mache«. Denn dann bekommt er einen Wutanfall und schimpft, daß ich ihm nie helfen würde.

Mir war es immer eine große Hilfe, meine ältere Schwester Doreen anzurufen, einfach um mit ihr zu plaudern. Ich rief auch oft die Schwester von Louis an, sagte ihr aber nicht, wie schlecht es ihm ging.

Das Problem ist nur: Je mehr er herumschreit und auch tobt, desto eher vergesse ich, was ich eigentlich tun wollte.

Die guten Zeiten, das heißt, wenn es ihm gut geht, sind wirklich wundervoll: Dann ist er lieb und hilfsbereit (wenn er auch ein wenig übertreibt), aber im Vergleich zu den Tagen, an denen er krank ist, sind diese Tage an der Hand abzuzählen und liegen sehr weit auseinander.

Dies hier schreibe ich ein paar Wochen später, und Louis Verhalten scheint sich dramatisch verbessert zu haben. Er ist jetzt viel mehr bei der Sache. Weil es ihm in letzter Zeit so viel besser geht, fällt es mir ziemlich schwer, mich mit der Tatsache abzufinden, daß er sich jetzt häufig vollkommen normal verhält. Ich finde, daß ich ihn in vielerlei Hinsicht immer noch wie ein zweijähriges Kind behandle, denn so sah ich ihn häufiger, wenn er seine Ticks auslebte.

*Louis erzählt:*
Mein mentales Training scheint zu wirken! In letzter Zeit geht es mir sehr viel besser. Erst jetzt, nachdem mein Verstand klar wird, wird mir bewußt, in welch dichtem Nebel ich gelebt habe. Meine Platzangst ist auch schwächer geworden. Ich kann aus dem Haus gehen und allein kurze Spaziergänge unternehmen. Zu so etwas war ich monatelang nicht in der Lage.

Morgen wird aber eine richtige Bewährungsprobe stattfinden. Wir haben vor, die Nacht außer Haus zu verbringen. Ein Trupp Maler und Tapezierer renoviert unser Haus, und sie haben uns versprochen, in zwei Tagen fertig zu sein, vorausgesetzt, ich bin außer Hause.

So etwas hätte ich früher als Beleidigung aufgefaßt, aber ich weiß ja, wie ich in letzter Zeit war.

Wir werden in einem Hotel in Stockport übernachten. Am ersten Tag werden wir dort das Mittag- und das Abendessen einnehmen, und am nächsten Morgen nach dem Frühstück werden wir mit dem Wagen rausfahren. Hoffentlich finden wir ein kleines Landgasthaus für das Mittagessen. Danach werden wir abends in unser renoviertes Heim zurückkehren.

Für Sylvia wird es eine willkommene Abwechslung sein, für zwei Tage einmal nicht kochen oder Hausarbeit machen zu müssen. Sie kocht mittlerweile ganz allein. Sie läßt mich immer noch nicht in die Küche.

Ich bin etwas aufgeregt, wenn ich an den Ausflug denke, ich bin auch besorgt. Ich hoffe nur, daß ich Sylvia keinerlei Scherereien mache. Gott sei Dank ist ihre Arthritis in letzter Zeit nicht so schlimm gewesen, also wird wohl das Fahren für sie kein Problem sein. Wir lassen uns viel Zeit, falls sie unterwegs anhalten muß, um eine Pause einzulegen.

Ich schreibe das Folgende auf meinem Laptop in der Hotelhalle. Sylvia sitzt neben mir und versucht, eine Zeitschrift zu lesen. Aber die Augen fallen ihr fast zu, und sie ist kurz davor einzuschlafen. Das Abendessen war ausgezeichnet, aber vielleicht haben wir zu viel gegessen, insbesondere weil wir ja schon mittags ein opulentes Mahl hatten. Ich habe ein Völlegefühl und werde wohl bald mit dem Schreiben aufhören und mich zur Ruhe begeben.

Ich schreibe auf einem sehr alten Laptop. Ich wußte nicht einmal, daß ich ihn noch habe, aber Sylvia fand ihn, als sie packte.

Er hat nur einen 8086er-Prozessor und eine 20-MB-Festplatte. Daher kann ich auf ihm nicht mein gewohntes Textverarbeitungsprogramm laufen lassen. Um damit zu arbeiten, müßte ich den Rechner im *Windows Enhanced Mode* betreiben. Ich könnte vielleicht eine ältere und kleinere Version von Windows auf dem Rechner installieren, aber für einen problemlosen Betrieb steht dann nicht genug Hauptspeicher bzw. Festplattenspeicher zur Verfügung. Früher hätte ich einen leistungsfähigeren Prozessor oder eine größere Festplatte einbauen können, aber das übersteigt momentan meine Fähigkeiten. Auf älteren Laptops fällt die Arbeit sehr viel schwerer als auf größeren Computern. Das liegt vor allem am fehlenden Platz und daran, daß keine dedizierten Bauteile verwendet werden. Moderne Laptops sind sehr viel besser: Sie werden mit Plug-in-Bauteilen ausgestattet, so daß jeder sie aufrüsten kann, ohne überhaupt einen Lötkolben in die Hand nehmen zu müssen. Vielleicht versuche ich mich an meinem alten Laptop, wenn wir zurückkommen. Das wäre eine interessante Aufgabe.

Es tut mir leid, wenn ich zu viel über Computer geplaudert habe. Mir ist schon klar, daß es wohl zwei oder drei Leute auf der Welt gibt, die sich nicht für Computer interessieren, aber ich fand sie schon immer faszinierend. Ich werde wahrscheinlich meine Abschweifungen nicht einmal auf den anderen Computer übertragen, wenn wir heimkommen. Ich kann also genauso gut bei meinem Lieblingsthema bleiben. Ich finde, Schreiben hilft meinen Gedanken auf die Sprünge.

Unsere Fahrt hierher war sehr angenehm. Unser kleiner Lancia fuhr göttlich, obwohl er monatelang unbenutzt vor unserem Haus gestanden hat. Er sprang an, sobald Sylvia den Schlüssel umdrehte und schnurrte ohne Mucken vor sich hin.

Wir kehrten mittags in einem sehr hübschen Hotel ein, wo ich mich selbst ein wenig blamierte. Ich glaube nicht, daß es an meinem Gesundheitszustand lag. Es hätte jedem passieren können. Wir hatten beide *Canard à l'orange* bestellt, und es wurde auf Tellern serviert, die größer waren als normale. Ich stach mit meiner Gabel auf meinen Teller, merkte aber nicht, daß der mir zugewandte Tellerrand über den Tisch ragte.

Und schon fiel er nach unten. Das ganze Gericht flog in die Luft und landete auf meinem Bauch.

Die gebundene Soße war so dickflüssig, daß sie sich wie Kleber verhielt. Mein Stuhl fiel um, als ich mit dem Teller und seinem auf meinem Bauch verteilten Inhalt aufstand.

Einige Kellner eilten herbei und versuchten, so gut es ging, mein Hemd und die Hose zu reinigen. Sie brachten mir eine neue Portion. und ließen mich dafür nicht bezahlen, obwohl es mein Fehler gewesen war.

Sylvia war sehr verärgert.

Ich muß jetzt aufhören zu schreiben, da jetzt gerade die Warnleuchte des Akku aufleuchtet. Wenn ich nicht gleich meine Arbeit sichere, ist sie verloren. Wir haben kein Ladegerät mitgenommen. Also werde ich zu Hause damit weitermachen. Bis bald.

*Sylvia erzählt:*
Hallo, ich bin's wieder. Ich hatte nicht damit gerechnet, wieder schreiben zu müssen. Aber Louis geht es wieder schlechter. Mitten in der Nacht wachte er im Hotel auf, und als ihm klar wurde, daß er in einem unbekannten

Raum war, hatte er wieder einen seiner altbekannten Panikanfälle.

Ich konnte ihn nicht beruhigen und beschloß schließlich, ihn nach Hause zu fahren. Nachdem wir uns angezogen und gepackt hatten, gingen wir hinunter und suchten den Nachtportier. Wir fanden keinen, und die Eingangstüren waren verschlossen.

Louis Panik steigerte sich noch, als er mitbekam, daß wir nicht rauskonnten. Aber ich fand einen Notausgang im hinteren Teil des Hotels, der durch Aufheben einer Stange geöffnet werden konnte. Wir verließen auf diesem Weg das Hotel. Der Feueralarm wurde ausgelöst, als wir die Tür öffneten. Wir rannten zum Wagen und ließen den Kies aufspritzen, als wir wegfuhren.

Ich weiß nicht warum, aber irgendwie fühlte ich mich den ganzen Nachhauseweg schuldig. Wir hatten absolut das Recht abzufahren. Wir hatten am vorherigen Abend die Rechnung bezahlt und nahmen nicht einmal das Frühstück in Anspruch. Ich rief mir immer wieder in Erinnerung, daß wir das Hotel durch den Notausgang verlassen mußten, weil es keinen anderen Weg gab. Aber ich sah immer wieder in den Rückspiegel, ob wir nicht verfolgt würden. Ich kam mir vor wie ein Bösewicht in einer Autoverfolgungsjagd in einem amerikanischen Film, und Louis Panik schien zu verschwinden, als er mich glucksend vor Lachen drängte, ordentlich auf das Gas zu drükken.

Mein Schuldgefühl ließ auch nicht nach, als Louis sich umdrehte und mit einer eingebildeten Pistole durch die hintere Windschutzscheibe auf ebenfalls eingebildete Verfolger schoß.

Als wir zu Hause ankamen, war es noch dunkel. Alle

Möbel waren noch abgedeckt. Wir schliefen in unseren Betten, ohne uns vorher ausgezogen zu haben, und ich nahm Louis auf einen Tagesausflug mit, kurz nachdem die Maler und Tapezierer gekommen waren. Sie wußten, wie er war und weigerten sich, mit der Arbeit anzufangen, solange er noch im Haus war.

Ich habe ein Gedicht gefunden, das Louis schrieb, als wir im Hotel waren. Anscheinend gab sein Computerakku den Geist auf, denn er schrieb es mit der Hand auf Hotelbriefpapier. Ich bin mir sicher, daß er ein paar Monate früher solche Poesie nicht hätte verfassen können und ich hoffe, daß das ein Zeichen ist, daß es ihm immer besser geht. Ich glaube, es drückt ganz gut seine Hoffnungen und seine Stimmung aus.

Er hat dem Gedicht keinen Titel gegeben, vielleicht war es Absicht, vielleicht gibt ihm Louis auch später noch einen. Ich werde es gelegentlich in den Computer tippen, damit es auf keinen Fall verlorengeht.

# IX

## *Mentales Training*

Hallo, ich habe gerade das durchgelesen, was Sylvia geschrieben hat. Ich weiß nicht einmal mehr, daß ich das Gedicht verfaßt habe.

Als ich in einem unbekannten Schlafzimmer erwachte, hatte ich keinerlei Orientierungssinn und geriet in Panik. Ich meinte, sofort das Hotel verlassen und heimfahren zu müssen. Ich habe ein schlechtes Gewissen, weil ich Sylvias ersten Urlaub außerhalb unseres Hauses seit über einem Jahr verdorben habe. Möglicherweise heißt das, daß wir nie wieder in Ferien fahren können.

Mir würde das nichts ausmachen, aber Sylvia braucht ab und zu eine Pause, also muß ich mich wirklich anstrengen, daß es mir besser geht.

Ich setze meine mentalen Übungen fort, und um mein Gedächtnis noch besser zu trainieren, entschloß ich mich, einen Bericht über die Zeit, die ich in den fünfziger Jahren in Kenia verbracht habe, zu verfassen. Das wäre eine wirkliche Bewährungsprobe, denn seit vielen Jahren habe ich darüber mehr nicht gesprochen. Vorher wollte ich aber noch lernen, mit der Schreibmaschine zu schreiben. Ich habe lange genug mit dem Zwei-Finger-System getippt und es wäre eine hervorragende Übung für meinen Verstand.

Ich tippte und druckte die Tastaturstellen aller Tasten aus (Zahlen und Zeichen und auch Buchstaben). Um später nachschauen zu können, legte ich das Blatt zur Seite. Dann entfernte ich mit einem Stück Schleifpapier alle Zeichen von den Tasten. Gleichzeitig hielt ich einen Staubsauger an die Tastatur, damit der ganze Staub vor dem Eindringen in die Tastatur weggesaugt wurde.

Jetzt mußten meine Finger die Anordnung der Tasten lernen, und ich müßte nie mehr wieder auf der Tastatur nachschauen. Ich betrachtete die leeren Tastenoberflächen und machte den schlechtesten Witz in meinem ganzen Leben. (Allzu anspruchsvolle Leser können den nächsten Satz überspringen.) »Das ist jetzt eine richtige Louis-Blank-Tastatur«, dachte ich bei mir.

Sobald ich meine Finger auf die Tasten legte, stellte ich fest, daß ich einen Fehler gemacht hatte. Beim Wegschleifen der Zeichen hatte ich unbeabsichtigt auch die kleinen Erhebungen entfernt, die die Tasten »F« und »J« markieren. Ich mußte mit einem kleinem Lötkolben etwas von diesen Tasten wegschmelzen, bis sich ein kleiner Tropfen bildete, den ich fühlen konnte.

Ich brauchte ganze drei Tage, um Maschineschreiben zu lernen, und zuerst ging es quälend langsam voran. Mit zwei Fingern konnte ich vorher 25 Wörter in der Minute tippen. Jetzt mußte ich jeden Buchstaben nach dem Trial-and-Error-Prinzip suchen und schaffte nur noch zwei bis drei Wörter pro Minute. Es war aber eine hervorragende Übung, und ich wurde allmählich immer schneller. Am frühen Nachmittag des ersten Tages konnte ich wieder in alter Geschwindigkeit tippen, aber jetzt begannen meine Handgelenke zu schmerzen. Darüber war ich ziemlich erstaunt, denn ich dachte eher, daß ich mit meinen Fingern, die zu Arthritis neigen, Probleme haben würde.

Sylvia brachte mir zwei elastische Binden, und ich hielt

durch. Ich verbrachte drei Tage lang zwölf Stunden täglich mit Übungen und machte langsam Fortschritte, bis ich schließlich das Ziel von 50 Wörtern pro Minute, das ich mir selbst gesetzt hatte, erreichte.

Um es mir selbst (und Sylvia) zu zeigen, daß ich jetzt richtig maschineschreiben konnte, verband ich mir selbst die Augen und tippte »Daffodils« von Wordsworth aus dem Gedächtnis herunter. Wir fanden eine Ausgabe, die dieses Gedicht enthielt, und verglichen es mit dem Ergebnis. (Sieben Fehler – ich muß mehr üben).

Meine Fingerspitzen waren ganz taub und meine Handgelenke schmerzten. Sylvia rieb sie mit Traxam-Salbe ein, um den Schmerz zu lindern, und ich ging müde zu Bett, war aber glücklicher denn je.

Ich wachte morgens um sechs Uhr auf und war bereit, mein folgendes intensives Routinetraining wieder aufzunehmen:

Auswendiglernen von Gedichten und Weiterschreiben am vorliegenden Buch nahm den Vormittag in Anspruch.

Nach dem Mittagessen ging ich eine Stunde im Park spazieren und sagte das Gedicht vor mir her, das ich am Morgen auswendig gelernt hatte, um es in meinem Kopf zu verankern.

Anschließend verbrachte ich zwei Stunden damit, an meinem Buch über Kenia zu schreiben.

Die übrige Zeit verwandte ich damit, Computerprogramme zu schreiben.

Ich konnte einmal in Maschinensprachen und binären Sprachen programmieren, aber jetzt habe ich diese Fähigkeit anscheinend total verloren.

Ich sah den Quellcode einiger Programme durch, die ich vor ein paar Jahren geschrieben hatte und konnte sie überhaupt nicht verstehen. Aber egal, immerhin gab es noch G.W. Basic, auf das konnte man immer zurückgreifen. Da es eine Sprache mit einer der langsamsten Ausführungen ist, ist es pure Ironie, daß ihre Urheber die Geschwindigkeit mit den Kürzeln G.W. bezeichneten (Gee Whiz = phantastisch).

Vor einigen Jahren schrieb ich in Basic ein kleines Präsentationsprogramm für eine Küchenfirma, für die ich als Vertreter arbeitete. Das Programm zeigte eine Demoküche mit sich öffnenden und schließenden Schranktüren und Schubladen. Computerfachleute waren erstaunt, daß ich es nicht in C+ geschrieben hatte, aber ich hatte Basic gewählt, damit der Benutzer es später ändern konnte.

Üblicherweise kann man in Basic keine Graphiken erstellen, aber ich dachte mir damals, das sei eine ideale Gelegenheit, das Gegenteil zu beweisen. Das Programm, das ich für die Küchenfirma schrieb (ich benutzte einen »Line-Befehl« zum Zeichnen der Graphik), war sehr einfach.

Ich fing jetzt an, ein schwierigeres Programm zu schreiben. Es handelte sich um einen Zeichentrickfilm, und ich verbrachte zwei Stunden täglich damit, an dem Programm zu arbeiten.

Ich dachte mir einige andere mentale Übungen aus, und alles in allem verbrachte ich 18 Stunden täglich in fast absoluter Konzentration. Am Abend spielte ich zu meiner Entspannung ein paar Partien Schach gegen meinen Computer. Einschließlich der Zeit, die ich für Essen und andere Tätigkeiten brauchte, kam ich auf insgesamt 20 Stunden von 24 Stunden täglich.

Ich war sofort müde, wenn ich abends zu Bett ging, und schon vier Stunden danach fing alles von vorn an.

Bereits nach zwei Tagen merkte ich einen Unterschied. Natürlich war ich erschöpft, aber der Nebel, der meinen Verstand verhüllt hatte, lichtete sich jetzt. Nach der ersten Woche reduzierte ich die Stunden, die ich für meine Übungen aufbrachte, auf 18 täglich und dann auf 15 – dem Stand, auf dem ich mich jetzt befinde.

Ich stellte schließlich auch fest, daß ich etwas für meine körperliche Fitneß tun mußte. Ich hatte mich im Spiegel gesehen und mich kaum wiedererkannt.

Das hatte nichts mit meinem Gedächtnis zu tun. Ich sah aus wie ein körperliches Wrack.

Ich beschloß, mein Programmm für den Wiederaufbau meines Geistes mit langen Spaziergängen und körperlichen Übungen zu verbinden. Bei den Spaziergängen zählte ich weiterhin von 10 000 in Siebenerschritten herunter. Als ich bereits geübter war, machte ich es mir schwerer und zählte in Siebzehnerschritten herunter, dann in ganzen Zahlen und in Bruchzahlen.

Ich merkte schon, daß die Leute mich anstarrten, wenn ich im Selbstgespräch vertieft so vor mich hinlief.

Mir war das egal.

Vor einigen Wochen hätte ich so etwas nicht einmal wahrgenommen.

Ich stellte fest, daß ich auf einmal Sachen fertigbrachte, die für mich in den letzten paar Monaten einfach unmöglich gewesen wären. Ein Beispiel hierfür ist das Beheben von Fehlern an meinem Computer. Mir war einmal beim Aufrüsten eines größeren Laufwerkes eine kleine Festplatte übriggeblieben. Jetzt war meine Festplatte fast voll.

Statt einer Plattenkomprimierung (der ich immer kritisch gegenüberstand, weil sie den Inhalt auf der Platte zu einer großen Datei komprimiert, die möglicherweise fehlerhaft ist), entschied ich mich dafür, das kleinere Laufwerk huckepack auf der größeren Festplatte zu installieren.

Als Datenschutz komprimierte ich meine Daten mit einem von mir oft verwendeten Programm, PK-Zip, und kopierte sie auf Disketten. Ich installierte die zweite Festplatte, aber als ich meine Dateien entpacken wollte, stellte sich heraus, daß das Entpackerprogramm von PK-Zip beschädigt war. Es ist schon einige Jahre her, daß ich den Boole'schen Code, mit dem das Programm geschrieben ist, verwendet habe. Aber ich hatte schon so große Fortschritte gemacht, daß ich mich an genug erinnerte, um den Quellcode zu korrigieren und andere Fehler zu beseitigen.

Ich widmete mich dann einem anderen Problem, das mich schon seit Monaten ärgerte. Ich tippte irgendeinen Blödsinn auf der Tastatur und drückte dann die Enter-Taste.

»Bad command or file name«, erschien prompt auf dem Monitor.

»In Ordnung«, sagte ich. »Und das ist das letzte Mal, das du so etwas zu mir sagst.«

Ich änderte das Bios des Computers und schrieb die Datei command.com um. Wenn ich jetzt einen falschen Befehl eingebe, erscheint auf dem Monitor folgendes:

»Hoppla, es besteht eventuell die Möglichkeit, daß du etwas verkehrt gemacht hast, Louis, aber wahrscheinlich ist es eher so, daß ich die alleinige Schuld trage. Versuche es bitte noch einmal.«

»Schon eher meine Vorstellung von benutzerfreundlich«, dachte ich mir. Jetzt habe ich schon wieder viel zu viel über meine Arbeit am Computer erzählt!

Ich erinnerte mich an die Probleme, die ich vor ein paar Monaten bei der Zubereitung von Toast hatte, wie ich ihn in Brand setzte und der Grillrostgriff verbrannt war. Jetzt bereitete ich Sylvia das beste Frühstück, das sie seit Jahren gehabt hatte. Dann machte ich noch ein Brot und einige Brötchen.

Es ging mir alles ganz leicht von der Hand. Jeder kann zu Hause Brot backen, aber wenn Sie eine Herausforderung suchen, dann versuchen Sie mal, Brötchen zu backen. Ich bastelte anschließend aus einem Stück Messing einen neuen Griff für den Grillrost und verwendete zwei Keramikisolatoren von zwei alten Zündkerzen zur Isolierung.

Alles verlief vollkommen zufriedenstellend, mit Ausnahme meines Romans über Kenia, der nicht so gut voranging, wie ich gehofft hatte.

Ich hatte nie eine Ausbildung als Schriftsteller gemacht; eigentlich hatte ich überhaupt sehr wenig Ausbildung genossen. Ich verließ die Schule mit 15 Jahren und arbeitete dann als Mechaniker für *Monroe Calculators*. Ich erhielt einen zweitägigen Kurs über das Reparieren von Rechenmaschinen und seitdem sehr wenig andere Ausbildung.

Zu meiner Zeit gab es das *General Certificate of Education* noch nicht, und der einzige Abschluß, den ich hatte, war das *Army Certificate of Education*. Mein Vater brachte mir die höhere Mathematik und ähnliches bei, aber abgesehen davon habe ich mir alles selbst beigebracht.

Ich war nie eine Sportskanone gewesen, und man konnte auf meine Sportleistungen nicht stolz sein. Aber das

Schicksal bestimmte wohl, daß ich jedem zeigen wollte, wozu ich fähig war.

Sylvia las etwas über eine Wohltätigkeitssportveranstaltung zugunsten von Behinderten, und sie meinte, es wäre wohl eine gute Idee, wenn wir uns das mal einen Tag lang anschauten. Ich war gerade vor etwa einer halben Stunde außer Haus gewesen und war zuerst ein bißchen unwillig, aber sie überredete mich, mit ihr dorthin zu gehen.

Wir sahen uns einige Sportwettbewerbe an, Dreibeinrennen, Eierlaufen und dergleichen mehr. Ich sah mich an einigen Schießständen um. Ich war früher in der Army Scharfschütze gewesen, und ich habe noch das Gewehrabzeichen mit Kreuz, das ich an meinem Kampfjackenkragen trug. Bei dieser Gelegenheit verschwendete ich eine ganze Menge Kleingeld, ohne eine einzige Tonpfeife zu treffen.

Der Höhepunkt des Tages war ein Wettstreit im Gummistiefelwerfen, zu dem 15 Mann pro Mannschaft antraten. Ich war fest entschlossen, wieder etwas gutzumachen und ließ meinen Namen für den Wettbewerb eintragen. Ein paar Mitglieder der beiden Mannschaften hatten bereits vorher Gummistiefel in Wettbewerben geworfen, ich aber nicht. Obwohl ich festgestellt habe, daß es ein sehr bekannter Wettstreit ist, hatte ich vorher nie vom Gummistiefelwerfen gehört.

Zuerst waren die ganzen Experten beim Werfen an der Reihe. Dann kamen die anderen in absteigender Reihenfolge ihrer zu erwartenden Leistungen. Das bedeutete natürlich, daß ich als letzter in unserer Mannschaft werfen würde. Das war ich ja bereits gewohnt.

Ich war nie ein besonders sportlicher Mensch. In der

Schule war ich immer der letzte, der ausgesucht wurde, wenn die Mannschaftsführer ihre Mannschaften für Fußball, Rugby oder Kricket zusammenstellten. Ich wußte schon, was dann immer für eine Bemerkung kam: »Oje, muß ich den in meine Mannschaft nehmen?«

Als Erwachsener habe ich immer versucht, Mannschaftsspiele zu umgehen. Meine einzigen körperlichen Aktivitäten waren Radfahren und Motorradfahren. Wahrscheinlich verströme ich eine Art Aura einer sportlichen Niete, warum sonst wäre ich immer noch der letzte in der Auswahl?

Ich warf einen Blick auf meinen Bierbauch und versuchte, ihn einzuziehen, während ich mich hinter die anderen in die Reihe stellte, um dem Schiedsrichter zuzuhören, der die Regeln erläuterte.

Er erklärte uns, daß er die erzielten Ergebnisse bei jedem Wurf eines Mannschaftsmitglieds auf eine Tafel schreiben würde, und das Gesamtergebnis einer Mannschaft würde den Sieger bestimmen. Ich nahm meinen Platz ganz hinten in unserer Reihe ein und studierte die Technik der anderen, wenn sie warfen.

Ich hatte anscheinend die Gewinnermannschaft erwischt. Wir waren so weit vorn, daß zum Zeitpunkt, als der vorletzte Werfer unserer Mannschaft an die Wurfmarke trat, alle Zuschauer bereits wußten, daß die Entscheidung gefallen war. Der vorletzte Mann der anderen Mannschaft hatte schon geworfen, so daß ihnen nur ein Werfer übrigblieb. Wir waren ihnen insgesamt 22 Fuß voraus und hatten noch zwei Werfer zur Verfügung. Unser Mann warf nur 17 Fuß weit, es war der kürzeste Wurf des Tages, da ihm der Gummistiefel aus der Hand rutschte.

Das hieß aber, daß wir immer noch 39 Fuß Vorsprung

hatten. Jedoch nur bis zu dem Zeitpunkt, als der letzte Mann der gegnerischen Mannschaft großartige 51 Fuß warf. Also mußte ich nur einen lächerlichen Wurf von 12 Fuß schaffen und wir hätten gewonnen.

Ich griff nach dem Stiefel und nahm Haltung an; ich wußte, jeder schaute auf mich. Zuerst wollte ich nur ganz locker 15 Fuß werfen und ganz unbekümmert wegstolzieren. Aber da mich jetzt jeder ansah, nahm ich mich zusammen und sagte mir: Ich zeige euch schon, was in mir steckt.

Ich sah mich in der Menge um und bemerkte, daß nicht jeder mich beachtete. Die meisten taten es, aber der Typ mit der Filmkamera, der die anderen Werfer gefilmt hatte, hatte sich abgewendet und filmte Kinder an einem Eiswagen. Das letzte Kind in der Reihe hatte gerade eine Eiswaffel bekommen und reichte das Geld herüber. Also würde der Kameramann wohl bald seine Kamera wieder auf mich richten. Ich mußte nur meinen Wurf noch ein wenig verzögern.

Ich sah den Stiefel an und bemerkte etwas Erde und ein Stück Grassode in den tiefen Rillen des Absatzes. Wahrscheinlich war der Dreck dorthin gekommen, als er das letzte Mal gelandet war. Egal, auf alle Fälle war das ein unfairer Vorteil für die andere Mannschaft und ich suchte auf dem Boden nach einem Zweig, mit dem ich die Ritzen säubern konnte.

Der Kameramann hatte sich mir immer noch nicht zugewandt, also machte ich ein paar Lockerungsübungen, indem ich auf der Stelle lief, wie ich es bei Fußballern schon gesehen hatte. Die Menge wurde ein wenig ungeduldig, also machte ich für sie ein bißchen Show und drehte die Arme ein wenig in der Luft herum.

Es gab ein paar, die riefen: »Mach endlich weiter!« Aber das ignorierte ich.

Schließlich sah ich, daß sich der Kameramann endlich wieder umdrehte und ich bereitete mich auf den Wurf vor.

Dann stellte ich fest, daß ein oder zwei Leute, die annahmen, daß das Ergebnis unausweichlich war, wenn ein so kurzer Wurf ausreichte, sich umdrehten, um zu gehen. Das konnte nicht angehen.

»In Ordnung!« schrie ich lauthals. »Jetzt geht's los.« Ich wußte, daß das der wichtigste Wurf in meinem Leben war, und ich wollte, daß ihn jeder mitbekam.

Es herrschte eine respektvolle Stille, und ich stellte mit Genugtuung fest, daß mich jetzt jeder beobachtete.

Ich sah den Gummistiefel an und hob ihn an, um das Gewicht zu spüren. Er hatte die Größe 12 und war weitaus schwerer, als ich gedacht hatte.

Ich fixierte mit meinen Augen eine kleine Marke in der Ferne, die den besten Wurf des Tages kennzeichnete. Ich war wild entschlossen, darüber hinaus zu werfen, und innerlich konnte ich bereits den tosenden Applaus für meinen Wurf hören.

Ich schwang den Stiefel langsam und versuchsweise in einen vertikalen Kreis, um das Gleichgewicht zu halten, schwang ihn dann schneller und schneller, wie ich es bei den anderen gesehen hatte. Die meisten schwangen ihn in zwei oder manchmal auch drei Vollkreisen, bevor sie ihn losließen. Ich wußte, daß ich den besten Wurf des Tages erreichen mußte, also mußte ich ihn länger schwingen, als nur um ein Drehmoment aufzubauen.

Der Stiefel drehte und drehte sich, schneller und schneller, bis ich fühlte, wie mein Arm am Schultergelenk zog. Ich merkte nur schemenhaft, wie sich die Zuschauer duckten oder Schutz suchten, als ich den Stiefel schließlich losließ. Im letzten Augenblick fühlte ich eine Zerrung in meinem Arm, als ich einen Muskel anspannte, aber ich kümmerte mich nicht darum.

Ich war mir sicher, daß noch nie zuvor ein Stiefel mit solch einer Geschwindigkeit losgelassen worden war.

Er segelte höher und höher, bis er zu einem kleinen Punkt in der Ferne wurde. Er hielt einen Moment inne und wurde dann wieder größer, als er wieder zur Erde herunterkam.

Ich muß schon sagen, daß ich in diesem Moment einen Anflug von Enttäuschung verspürte. Für einen glückseligen Augenblick hatte ich wirklich gedacht, ich hätte ihn in den Orbit geworfen.

Ich stand da und sah zu, wie der Stiefel wieder herabfiel, folgte dann flugs dem Beispiel der Zuschauer und kauerte mich mit den Armen über dem Kopf nieder. Ich hatte den Welly beachtlich weit geworfen – aber in die vertikale, und jetzt kam er wieder genau auf mich zu ...

Er traf mich nicht, sondern fiel 15 Fuß hinter mir zu Boden.

Der Schiedsrichter wertete das als Minusergebnis und unser Team verlor mit 27 Punkten Rückstand.

Die Menge schien verärgert und ging; aber eine Frau blieb stehen und schaute mich mit einem Ausdruck an, als hätte ich das absichtlich getan. Als sie gesehen hatte, wie der Stiefel sich wieder dem Boden näherte, hatte sie einen kleinen Jungen festgehalten und sich über ihn gebeugt, um ihn zu schützen.

Er aß gerade ein Eis, und das war jetzt auf ihrem ganzen Mantel verteilt. Das Blöde daran war, daß es nicht einmal ihr Kind war.

Aber egal, ich habe ihnen zumindest allen gezeigt, zu was ich fähig bin.

Am folgenden Tag hörten wir im Radio einen Bericht über das Arvon Centre. Dort werden Kurse mit Unterkunft und Verpflegung für Schriftsteller-Neulinge angeboten, und als wir der Frau zuhörten, die über ihre Erfahrungen mit dem Arvon Centre berichtete, hatten wir beide die gleiche Idee. Durch so einen Kurs würde ich nicht nur meine Schreibfähigkeiten verbessern, es gäbe noch einen Vorteil.

Wir beide hatten allerdings verschiedene Vorstellungen vom zweiten Vorteil.

Ich dachte mir, daß ich eine ganze Woche weg von zu Hause sein könnte und mit mir selbst zurechtkommen müßte. Dadurch würde ich wirklich beweisen, daß es mir besser ging.

Sylvia dachte sich auch, daß ich eine Woche weg von zu Hause verbringen könnte und mit mir selbst zurechtkommen müßte. Dadurch würde sie aber die dringend gebrauchte Erholung von mir bekommen.

## X

# *Das Arvon Centre und die Zeit danach*

Wir waren uns einig, daß dieser Schreibkurs genau das Richtige für mich war, und ich forderte eine Broschüre an. Sie kam zwei Tage später.

Als ich sie aufschlug, fiel mir zuerst der Ortsname Inverness ins Auge. Ich dachte sofort, daß das Ganze nie in Frage kommen würde. Als ich weiterlas, stellte ich fest, daß es noch ein zweites Zentrum in Totleigh Baron in Devon gab, und noch eines, nicht weit von hier, in der Nähe von Hebden Bridge. Da mir klar war, daß das in einer »annehmbaren Entfernung«, wie es Sylvia immer nannte, war, fühlte ich wieder einen Anfall von Platzangst in mir aufsteigen.

»Steht was Interessantes drin?« fragte sie mich.

»Eigentlich nicht. Es gibt drei Zentren. Eines ist in Inverness und eines in Devon. Die sind beide viel zu weit weg.«

»Aha, und das dritte, wo liegt das?«

»Es ist schon komisch. Ich meine, daß man das Zentren nennt.«

»Warum, was ist daran so komisch?«

»Na ja, man kann schließlich nicht drei Zentren haben. Ich meine, es gibt nur ein Zentrum von irgend etwas, und das kann nicht umherwandern.«

»Oh, das würde ich nicht sagen. Du denkst, du bist das Zentrum des Universums, und trotzdem bewegst du dich manchmal ein wenig.«

»Ja, aber ich bin dennoch einzigartig.«

»Na, das stimmt wohl. Also, wo ist das dritte Zentrum?«

»Ein Ort namens Lumb Bank. Habe ich noch nie gehört. Muß meilenweit weg sein.«

»Lumb Bank! Das ist gleich bei Heptonstall. Laß mich mal nachschauen.«

Sylvias plötzliche Begeisterung irritierte mich. Man konnte glatt meinen, *sie* wollte am Kurs teilnehmen und nicht ich. Sie verschlang die Broschüre förmlich und redete mir gut zu, wie sehr ich den Aufenthalt dort genießen würde. Ihre Begeisterung steigerte sich noch, als sie feststellte, daß in der Broschüre unter den Veranstaltungsankündigungen ein Kurs für Schreibanfänger in Lumb Bank aufgeführt war, der in knapp zwei Wochen beginnen sollte.

Ich glaubte fast, daß ich Sylvia vor sich hinmurmeln hörte: »Ein wenig Frieden und Ruhe.«

»Was meinst du?« fragte ich.

»Das klingt wirklich gut. Ich finde, du solltest es probieren«, sagte sie.

Die Broschüre zeigte ein Bild mit einem massiven Steinhaus auf einem abgeschiedenen Grundstück. Im Text stand, daß die Schüler in den Betrieb des Hauses einbezogen würden und jeder einmal mit dem Kochen des Abendessens dran sei. Es erinnerte mich an die Urlaube, die wir im Club Med gemacht hatten, bevor ich pensioniert wurde.

Es handelte sich um einen fünftägigen Kurs mit Unterkunft und Verpflegung und Sylvia meinte, er sei ideal. Sie rief an und fragte, ob noch Plätze frei waren. Ich drückte die Daumen und hoffte, daß nichts mehr frei wäre.

Aber es waren noch Plätze frei.

Ich fühlte, wie meine Panik zurückkehrte. Mir wurde klar, wie verzweifelt ich gehofft hatte, daß keine Plätze mehr frei waren. Mir wurde auch klar, daß ich mir was vorgemacht hatte, als ich anfangs dachte, ich könnte eine ganze Woche von zu Hause wegbleiben. Meine Platzangst hatte ich erst vor zwei Monaten so weit in den Griff gebracht, daß ich für ein paar Minuten aus dem Haus gehen konnte. Für eine Woche unter lauter Fremden war ich noch nicht reif genug.

»Schade, daß wir es uns nicht leisten können, Liebling«, sagte ich. »Aber vielleicht können wir es uns ja mit einem bißchen Glück nächstes Jahr einrichten.«

»Keine Sorge, wir kriegen das schon hin«, sagte sie. »Nächste Woche bekommen wir die wöchentliche Rente und dafür reicht sie schon. Wenn du glaubst, du brauchst das, dann mach es, Liebling.«

Sylvia hat mir immer zur Seite gestanden und mir beim Erreichen meiner Ziele geholfen.

Verdammt noch mal!

Wir fuhren nach Lumb Bank, um uns vor einer endgültigen Entscheidung den Ort erst einmal anzusehen. Er lag am Ende einer sehr abschüssigen, eine halbe Meile langen Straße. Kurz vor dem Haus war eine so scharfe Linkskurve, daß ich mich fragte, wie größere Autos als unser winziger Lancia um die Ecke kommen konnten.

Lumb Bank ist das Haus eines Mühlenbesitzers aus dem 18. Jahrhundert. Es liegt etwa eine Meile von Hebden Bridge entfernt und etwas näher an der Ortschaft Heptonstall. Solch ein Haus hätte ich früher, bevor ich krank wurde, gern in Öl gemalt.

Die Landpartie auf dem Heimweg schien Sylvia sehr zu gefallen. Vielleicht war sie aber auch wegen der Vorfreude darauf, mich eine Woche lang nicht betreuen zu müssen, so guter Laune. Ich mußte sie leider etwas enttäuschen.

»Es ist ein wundervoller Ort, Liebling. Aber dieses Jahr geht es einfach noch nicht. Aber wir werden frühzeitig reservieren und uns einen Platz für nächstes Jahr sichern.«

»Warum sollte es dieses Jahr nicht gehen?«

»Nun, du kannst mich nicht herbringen, du hast kommenden Montag einen Termin im Krankenhaus. Und ich kann noch nicht fahren, zumindest nicht so weit. Der Bus hält an der Straße und ich kann einfach nicht meinen Koffer die lange Strecke hinuntertragen, oder?« Ich rieb meine künstliche Hüfte und schnitt Grimassen wie ein Weltmeister.

Es wurde dunkel und Sylvia schaltete die Scheibenwischer ein, da es anfing zu regnen. Ich stellte mir vor, wie ich im Regen die rutschige Straße mit meinem Gepäck entlangschlitterte.

Sylvia bemerkte anscheinend meinen Gesichtsausdruck nicht. Also hüstelte ich und rieb wieder meine Hüfte, schnitt Grimassen und murmelte: »Die Strecke ist länger als eine halbe Meile.«

»Im Brief steht, daß du in Hebden Bridge ein Taxi nehmen kannst.«

»Ja, aber der Taxifahrer wird mich wahrscheinlich an der Straße oben absetzen. Er wird mich kaum diese unbefestigte Straße hinunterfahren. Ihm ist wahrscheinlich klar, daß er unten nicht wenden kann.«

»Rede keinen Unsinn, unten gibt es genug Platz, um zu wenden.«

»Wer redet hier Unsinn? Du mußtest in ungefähr 26 Zügen wenden und unser Auto ist nur halb so groß wie ein Taxi.«

»Übertreibe nicht. Ich habe in drei Zügen gewendet und außerdem kannte ich die Strecke noch nicht. Wenn du nicht hin willst, dann sag es einfach. Du mußt dir deshalb keine Ausreden einfallen lassen.«

»Oh, ich möchte schon hinfahren. Ich glaube nur, daß es momentan nicht der richtige Zeitpunkt dafür ist. Du weißt, wie sehr ich nachts mit meiner Schlaflosigkeit störe. Wenn ich mit jemandem ein Zimmer teile, wäre es ihm wahrscheinlich nicht recht, wenn ich die ganze Nacht über lese. Außerdem können wir es uns eh nicht leisten.«

»Nun hör mal zu, ich habe dir bereits gesagt, daß wir es uns leisten können. Ich mache dir einen Vorschlag: Wenn wir heimkommen, rufe ich gleich an. In der Broschüre steht, daß sie für Behinderte eingerichtet sind. Da steht auch drin, daß sie ein Einzelzimmer für Leute haben, die ihr Zimmer nicht teilen wollen. Wir sagen, daß du eine künstliche Hüfte hast und fragen, ob das Zimmer noch frei ist. Erst dann entscheiden wir uns.«

Wir redeten sehr wenig, als wir uns Rochdale näherten. Wir sahen unseren Enkel James an der Bushaltestelle stehen, vollkommen durchnäßt vom Regen, und nahmen ihn mit. Er zitterte vor Kälte.

Sylvia schaltete die Heizung ein und ich legte ihm die Autodecke um die Schultern.

»Bist du heute gar nicht in der Schule, James?« fragte ich ihn.

»Nein, Opa, heute ist Samstag. Ich war in Littleborough.«

Ich hatte gar nicht bemerkt, daß Samstag war. Aber ich

glaube, das hat nichts mit meiner Alzheimer-Krankheit zu tun. Seit meiner Pensionierung sind für mich ebenso wie für Sylvia alle Tage gleich.

»Was gibt's denn so tolles in Littleborough?«

»Nichts besonderes, Opa. Ich wollte nur einmal wissen, ob ich den ganzen Weg hin und wieder zurück zu Fuß gehen kann. Ich hätte es geschafft, wenn es nicht angefangen hätte zu regnen.«

Das Gespräch mit James lenkte meine Gedanken von der Aussicht ab, eine Woche weg von daheim zu verbringen.

Aber ich glaubte ohnehin nicht, daß es so weit kommen würde.

Ich war bei dem Plan von Sylvia, in Lumb Bank anzurufen, ganz zuversichtlich. Ich war mir sicher, daß dort ein Einzelzimmer nicht so kurzfristig zur Verfügung stehen würde. Leider täuschte ich mich.

Die Tage und Stunden vor dem Montag, an dem ich wegfahren sollte, waren eine Mischung aus Aufregung und Befürchtungen. Ich ging ein paarmal alleine spazieren, um mich selbst zu überzeugen, daß meine Platzangst der Vergangenheit angehörte. Meine Metallhüfte machte ein bißchen Ärger nach der langen Zeit der Bewegungslosigkeit, aber es wurde mit jedem Tag besser.

Ich hätte beinahe alles im letzten Augenblick abgesagt, aber der Montagmorgen war so ereignisreich, daß für Grübelei und Sorgen keine Zeit war.

Ich machte meinen Computer fertig, um ihn mitzunehmen, stellte aber dann fest, daß er viel zu schwer war und entschied mich statt dessen, meinen alten Laptop mitzunehmen.

Das Arvon Centre hatte mir für nächste Woche einen Zeitplan zugeschickt und ein Tagesordnungspunkt war fett gedruckt. Die Schüler sollten rechtzeitig zum Abendessen kommen, aber nicht vor 16.00 Uhr nachmittags. Sylvia hatte mittags einen Termin im Krankenhaus. Wahrscheinlich würde sie nicht rechtzeitig zurück sein, um mich zu verabschieden. Sie schlug mir vor, mit ihr zusammen das Haus zu verlassen, wenn ich wollte, und mir Hebden Bridge ein bißchen anzusehen, bis es schließlich Zeit wäre, nach Lumb Bank zu gehen.

Es wäre viel besser für mich, so lange wie möglich zu Hause zu bleiben und dann mich selbst auf den Weg zu machen. »Traust du mir nicht zu, daß ich alleine zurechtkomme?« fragte ich sie.

Ihre kurz angebundene Antwort »Nein« ließ mir nicht viel Spielraum.

Mir war schon immer klar gewesen, daß Frauen es nicht verstehen, ein ordentliches Streitgespräch zu führen.

Ich nahm den Bus nach Hebden Bridge. Mit dem Zug hätte es nur die Hälfte der Zeit gedauert, aber ich hatte es nicht eilig und fühlte mich im Bus irgendwie sicherer. Der Bus hielt viel öfter als der Zug; das bedeutete, daß ich jederzeit aussteigen konnte.

In Hebden Bridge fand ich einen Taxistand vor einem ehemaligen Geschäft, das jetzt als Büro genutzt wurde. Ich erklärte, daß ich um 15.30 Uhr ein Taxi benötigen würde, und ließ meinen Koffer im Büro.

Dann ging ich in ein Café und bestellte meinen *Afternoon Tea*. Nein, so hätte ich es nicht ausdrücken dürfen. Das ist nicht deutlich genug! Ich war schon über zwei Jahre nicht mehr alleine in einem Café gewesen. Ich probiere es noch einmal.

Ich ging in ein Café und bestellte meinen *Afternoon Tea*.

Es gab mehrere Cafés, und ich suchte mir ein kleineres, altmodisches aus, mit Jugendstilfenstern, in dem die Kellnerinnen traditionelle schwarze Kleider trugen mit weißem Kragen und Manschetten.

Ich setzte mich ans Fenster und bestellte zwei Sahnescones, die nach frischem Gebäck dufteten, hausgemachte Erdbeermarmelade, eine Erdbeermeringue und eine Tasse Kaffee.

Die Sonne lugte durch die Spitzengardinen, nur um mir einen Gefallen zu tun. Ich machte einen Spaziergang in der Stadt. Kurz bevor ich los mußte, rief ich noch schnell Sylvia an und probierte, ob sie schon zu Hause war. Nach dem zweiten Klingeln hob sie mit einem »Hallo Liebling« ab.

»Wen meinst du da mit ›Hallo Liebling‹? Woher wußtest du, daß ich es bin?«

»Na, ich dachte mir schon, daß du mich anrufen würdest. Ist bei dir alles in Ordnung?«

»Ja, natürlich. Ich bin ja kein Kind. Ich habe eine Tasse Kaffee in einem Café getrunken. Wie war's im Krankenhaus?«

»Alles in Ordnung, ich muß erst wieder in sechs Monaten hingehen. Telefonierst du von Lumb Bank aus?«

»Nein, ich bin noch zu früh dran. Ich bin in Hebden Bridge. Ich habe gerade eine Tasse Kaffee in einem Café getrunken.«

»Ich bin mir sicher, daß du dort eine wundervolle Zeit verbringst, Liebling. Rufst du mich heute abend wieder an?«

»Ja, ich versuche es. Wahrscheinlich gibt es eine Telefonzelle. Wenn nicht, komme ich morgen wieder hierher, und ich rufe dich dann an. Wahrscheinlich werde ich genauso wie heute nachmittag eine Tasse Kaffee im Café trinken.«

Es fing zu piepsen an und wir konnten uns gerade noch verabschieden. Sie sagte gar nichts dazu, daß ich ganz alleine in einem Café gewesen bin. Vielleicht hat sie es überhört. Ich machte mir eine Notiz, um es ihr bei unserem nächsten Gespräch sagen zu können.

Mark, einer der beiden Direktoren, öffnete mir die Tür in Lumb Bank. Für einen Direktor solch einer Einrichtung sah er noch sehr jung aus. Eine Sache fand ich sehr beruhigend. Mark ging an einer Krücke, da er nur ein Bein hatte, und wie er so umherhumpelte, fand ich, daß das meine künstliche Hüfte im richtigen Licht erscheinen ließ.

Er stellte mich Sally vor, der zweiten Direktorin. Sie machte mir eine Tasse Tee und zeigte mir dann mein Zimmer. Auch die Unterkunft trug zu meiner Beruhigung bei. Ich hatte nicht nur ein Zimmer für mich allein, sondern ein ganzes Haus! Es war ein kleines Nebengebäude mit zwei Zimmern, 30 Meter vom Hauptgebäude entfernt.

Das Schlafzimmer hatte zwei Betten, aber Mark sagte mir, daß ich mein Zimmer mit keinem teilen müßte. Im kleineren Zimmer war das Bad und die Dusche. Ich bedauerte sehr, nicht meinen großen Computer mitgenommen zu haben. Mit dem Schreibtisch und dem Stuhl im Zimmer hätte ich daraus einen so gemütlichen Arbeitsplatz wie daheim in meinem Arbeitszimmer machen können.

Ich sah mir dann das Hauptgebäude an. Der nächste

Eingang war eine Glastür, die ins Eßzimmer führte. Ich zählte die Plätze am großen Eßtisch. Zweiundzwanzig. Es gab einen einladenden offenen Kamin mit einem vollen Kohleneimer und einem geflochtenen Korb mit Holzscheiten daneben.

Eine Tür am anderen Ende des Eßzimmers führte in einen komfortablen Aufenthaltsraum mit einem ähnlichen Kamin. Im nächsten Raum war die Bibliothek untergebracht. Ich überflog einige Buchrücken und ging in den Aufenthaltsraum zurück.

Ich traf zwei Menschen an, von denen ich annahm, daß sie Studenten waren. Sie hießen David und Kara. Ich erzählte ihnen, daß ich mich schon ein wenig umgesehen hätte und begann, ihnen die Bibliothek und das Eßzimmer zu beschreiben.

Dann stellte sich David als David Almond und die Dame als Kara May vor. Sie waren unsere Tutoren.

Obwohl von uns erwartet wurde, jeden Abend das Essen selbst zuzubereiten, waren es den ersten Abend Mark und Sally, die das Essen kochten und servierten. Es war ein exzellentes Abendessen und sollte uns offensichtlich zeigen, welcher Standard von uns erwartet wurde. Es gab roten und weißen Hauswein zu einem vernünftigen Preis, und für einen Hauswein war er sehr gut. Nach dem Essen hatten wir Zeit zur freien Verfügung. Der eigentliche Schreibkurs würde am nächsten Tag nach dem Frühstück beginnen.

Am nächsten Nachmittag saß ich mit einem Stuhl an einem kleinen Tisch, den ich in den Garten getragen hatte und tippte munter drauflos. Ich sah auf, als Kara kam.

»Macht es Ihnen etwas aus, wenn ich hier meine Übungen mache?« fragte sie mich.

»Nein, überhaupt nicht. Bin ich Ihnen im Weg?«

Ich war neugierig, was sie für Übungen machte. Ich wollte ihr nicht zu nahe sein, wenn sie mit Keulen oder Ähnlichem jonglierte.

»Nein, Sie sind mir nicht im Weg. Es geht nur darum, ob ich Sie störe. Ihr Schreiben ist wichtiger.«

Sie begann mit ihren Übungen, die ich zuerst für eine Art Yoga hielt. Sie erklärte mir, daß es sich um Tai Chi handelte. (Tai Chi ist eine chinesische Kampfkunst, Schattenboxen in Bewegungen.) Ich schielte hin und wieder zu ihr hinüber, während ich schrieb und überlegte, ob ich ihr etwas von der mentalem Technik und dem mentalen Training erzählen solle, die ich zur Bekämpfung meiner Alzheimer-Krankheit entwickelt hatte.

Sie machte den Eindruck, als könne sie mich verstehen. Von den Ärzten hatte mich keiner verstanden. Selbst wenn ein Spezialist zugeben mußte, daß es mir besser ging, wollte er nicht eingestehen, daß ich dies aus eigener Kraft erreicht hatte, daß ich mein eigenes Konzept entwickelt hatte. Sie sagten einfach, daß sie wohl zuerst mit der Diagnose falsch gelegen hatten, weil bisher noch nie jemand genesen ist.

Dies warf einige Frage auf. Ich habe einmal die Fakten zusammengefaßt:

1. Die Diagnose der Alzheimer-Krankheit ist nur möglich durch das Ausschließen anderer Symptome.

2. Der hundertprozentige Nachweis, daß eine Person an der Alzheimer-Krankheit litt, kann nur durch postmortale Gehirnobduktion erbracht werden.

3. Die wichtigste Veränderung, die man dann feststel-

len kann, ist die Bildung von Plaque auf der Gehirnoberfläche und die Knäuelbildung der Neurofibril-
lenfasern.

Wenn bei einer Person Alzheimer-Krankheit diagnostiziert wird und eine Obduktion dies nicht erhärtet, müßte man wohl folgern, daß es eine Fehldiagnose war,
ganz egal, welche Symptome festgestellt wurden oder
wie sicher die Diagnose war, solange der Patient noch
lebte. Für die Ärzte war alles ganz klar. Die Krankheit
ist unheilbar und fortschreitend. Die Obduktion zeigte
keine Anzeichen. Also hatte der Patient die Krankheit
gar nicht.
Betrachten wir einmal die Sachlage, wenn nur einer der
Faktoren nicht stimmt. Nehmen wir einmal an, die Alzheimer-Krankheit ist nicht immer fortschreitend und
unheilbar. Wenn ein Patient zufällig genest, löst sich
die Plaque auf oder wird absorbiert, und die Knäuel
entwirren sich. Dann würde eine Obduktion solch eines
Patienten die Ärzte zu der Schlußfolgerung veranlassen, daß er niemals die Alzheimer-Krankheit gehabt
hatte.
Könnte es nicht sein, daß die Mehrheit der Patienten,
bei denen diese Krankheit diagnostiziert wird und bei
denen eine Obduktion keine Anzeichen ergibt, geheilt
waren?
Wenn dies der Fall ist, könnte nicht ein Großteil von
Gedächtnisverlust oder des Syndroms der »vergeßli-
chen Professoren« bei der älteren Generation eine mil-
de Form der Alzheimer-Krankheit sein, die nicht fortschreitet?
Ich schreibe diese Überlegungen zum ersten Mal nie-

der. Ich habe sie noch mit niemandem diskutiert, insbesondere nicht mit Ärzten. Wenn die Diagnose einmal gestellt ist, neigen sie zur Vermutung, daß alle unorthodoxen Gedanken eines Patienten reine Symptome der Demenz sind. Wenn man genau darüber nachdenkt, sind dann diese Ideen wirklich so falsch? Vielleicht ist aber gerade der Gedanke, daß die Alzheimer-Krankheit eventuell nicht immer fortschreitet und nicht immer unheilbar ist, auch nur wieder ein Ausdruck der Krankheit?

Ich finde es aber nach wie vor merkwürdig, daß dieselben Ärzte, die zugeben, daß sie nicht wissen, welche Ursachen die Krankheit hat, und die keine Therapie dafür haben, andererseits starrköpfig behaupten, daß das, was sie wissen, richtig ist.

Ich überlegte, ob Kara, die Tai Chi praktizierte und in einer ihrer Stunden eine Bemerkung über ihren Glauben an Meditation fallengelassen hatte, meinen Kampf, der in meinem Kopf ausgefochten worden war, verstehen würde.

Ich beendete einen Abschnitt und speicherte meinen Text auf einer Diskette. Ich dachte mir, wenn sie mit ihrer Übung fertig wäre und mich ansprechen würde, könnte ich das Gespräch auf das Thema des mentalen Trainings lenken.

Sie legte eine Pause ein und lächelte mir zu. Ich wollte gerade anfangen zu reden, als ein Schüler gelaufen kam. »Kara, David läßt fragen, ob du für ein paar Minuten in den Aufenthaltsraum kommen könntest, wenn du fertig bist. Er will Aufzeichnungen oder so etwas vergleichen.«

»Ja, selbstverständlich. Ich bin jetzt ohnehin fertig.«
Sie ging in den Aufenthaltsraum, und die günstige Gelegenheit war vorbei.

Am Mittwoch beschloß ich, in die Ortschaft Heptonstall zu marschieren. Einige der anderen Schüler waren dort am Vortag gewesen, und sie hatten mir erzählt, daß der Weg ein netter kleiner Abstecher durch den Wald war. Dies wäre nicht nur eine gute Übung für meine Hüfte, sondern würde auch endgültig meine Platzangst besiegen. Ich wollte gemächlich durch den Wald streifen, nachmittags im Dorf einen Kaffee trinken und dann Sylvia von einer Telefonzelle aus anrufen. Derselben Telefonzelle wie das letzte Mal. Ich erinnerte mich, wie besorgt ich an diesem Tag gewesen war. Und wie viel besser es mir jetzt ging.

Ich hörte aufmerksam zu, als eines der Mädchen mir den Weg erklärte. »Bleiben Sie auf dem Weg. Aber passen Sie auf, an manchen Stellen kann er ein bißchen rutschig sein. Wenn Sie an eine Kreuzung mit einem anderen Weg kommen, biegen Sie nach rechts ab, und nach etwa einer Meile kommen Sie auf eine Straße. Biegen Sie dann links ab, und Sie kommen direkt ins Dorf.«

Der Waldweg erinnerte mich an einen Angriffskurs, den ich während der Grundausbildung in der Armee absolviert hatte. Er hatte auch einige Ähnlichkeiten mit dem afrikanischen Dschungel, in dem ich später stationiert war. Ich kletterte über am Boden liegende Stämme, stapfte durch Matschlöcher und schlitterte einen steilen Abhang hinunter, der mit nassem Gras bedeckt war. Schließlich endete ich mit einem dumpfen Schlag an einer Silberbirke. Ich hing an dem Stamm und bewunderte ein paar Minuten seine silbrige Rinde, bis ich wieder zu Atem kam. Ich war müde und zerzaust, als ich in Heptonstall ankam. In dem Café, in dem ich das letzte Mal war, war kein Tisch frei. Ich wollte aber nicht herumstehen und warten, also ging ich in ein anderes Café.

Der Kuchen war nicht mehr frisch, der lauwarme Tee wurde in einem dickwandigen Becher serviert, und eine Kellnerin, die offensichtlich lieber woanders gewesen wäre, knallte alles auf eine Plastiktischdecke.

Ich beobachtete träge durch die schmutzigen Fenster die Wolken, die am Himmel trieben.

Sylvia war nicht zu Hause, als ich anrief, also hinterließ ich eine Nachricht auf dem Anrufbeantworter. Den Nachmittagstee erwähnte ich nicht.

Ich betrachtete die Wolken und überlegte mir schon, ein Taxi zu nehmen, aber dann verwarf ich diesen Gedanken, da er nach Niederlage schmeckte. Ich wollte nicht nur den Hinweg gelaufen sein, sondern unbedingt auch den Rückweg schaffen und freute mich schon auf das Erfolgserlebnis.

Ich fand den Weg durch den Wald, auf dem ich hergekommen war, und lief ihn entlang. Die Wolken türmten sich auf, und ich hatte keinen Regenmantel. Die Wolkendecke wurde immer dichter und der Weg immer enger. Schließlich endete der Weg im Nichts. Ich sah mich um und erkannte, daß dies nicht der Pfad war, den ich gekommen war. Dennoch erinnerte ich mich deutlich, daß ich am Ende der Straße vom Dorf den richtigen Weg genommen hatte.

Dann erkannte ich, wo ich falsch gegangen war.

Auf dem Herweg war ich an einer Kreuzung nach links abgebogen. Auf dem Rückweg bin ich am kleineren Weg vorbeigegangen und dadurch dem falschen gefolgt.

Ich ging zurück und kam an eine Kreuzung mit drei kleinen Wegen. Welchen sollte ich nur nehmen?

Ich nahm den rechten, der schließlich auch endete. Ich ging zur Kreuzung zurück und nahm den mittleren. Der Weg endete als Sackgasse vor den Toren eines Bauernhofes. Ein paar altersschwache Stufen führten zu einer Tür, die sich einige Fuß über dem Boden befand. Es begann heftig zu regnen, und da die Tür leicht offenstand, öffnete ich sie und rettete mich ins Innere. Im Hintergrund war Getrippel zu hören, das, so vermutete ich, von einer Rattenfamilie stammte, die ich aufgeschreckt hatte. Ich wollte es gar nicht genauer wissen und hielt es für angebracht, in der Nähe der Tür zu warten, so daß ich sofort sehen konnte, wenn es aufhörte zu regnen. Es gab nur zwei Fenster, ein ziemlich großes, hoch oberhalb der Tür, und ein viel kleineres in Augenhöhe, das mit Brettern vernagelt war.

Ich fragte mich, wem dies alles gehörte. Augenscheinlich wurde es regelmäßig benutzt, auch wenn alles ein wenig verfallen war. Plötzlich erhellte ein Blitz das Innere. Die zahlreichen Risse und Sprünge leuchteten so hell auf, daß es für einen Moment schien, als ob die Wände gar nicht existierten. Im nächsten Moment grollte der Donner, und Regen prasselte heftig auf das Dach.

Abgesehen von der Episode auf dem Markt von Rochdale hatte ich vorher noch nie Angst vor Gewitter, wie ich es von anderen Leuten kenne. Aber dieses Gewitter jagte auch mir Angst ein. Blitz und Donner hörten gar nicht mehr auf und kamen fast zeitgleich. Daher wußte ich, daß das Gewitter fast genau über mir war.

In der Luft lag ein scharfer Ozongeruch, meine Ohren klangen mir, und die hellen Blitze intensivierten die Schwärze des Bauernhofs in den dazwischenliegenden

Pausen. Der Regen prasselte auf das Dach und gegen die Mauern, und sobald der Regen etwas nachließ, konnte ich in den kurzen Pausen zwischen den Donnerschlägen das Getrippel der Ratten hören.

Ich fühlte, wie Wasser meinen Nacken herunterlief. Das Dach war undicht und überall lief Wasser herunter. Bald war ich so durchnäßt, daß ich genauso gut hätte im Freien bleiben können.

Ich machte mir wirklich Sorgen, denn wegen des Gewitters war es zu dunkel, um den Weg zurückzufinden, und wenn das Gewitter bis zur Dämmerung anhielt, müßte ich hier übernachten.

Das Gewitter ähnelte so sehr dem in der Markthalle erlebten, das meiner Meinung nach meine Platzangst ausgelöst hatte, daß ich mir schon überlegte, ob ich überhaupt den Bauernhof verlassen könnte, wenn das Wetter besser würde. Wenn nicht, hätte ich ernste Probleme.

Gott sei Dank ließ der Regen bald nach, die Wolkendecke lockerte sich allmählich auf, so daß es hell genug wurde, um gut zu sehen, und ich verließ das rattenverseuchte Bauernhaus.

Der Bauernhof war nur ein paar Meter von der Kreuzung entfernt, an der ich falsch abgebogen war, und als ich durch den Matsch zurückgestapft war, hörte es mit dem Ende des Gewitters auch auf zu regnen.

In Lumb Bank war ich mehr als froh, mein eigenes Zimmer zu haben. Als ich zu meinem kleinen Häuschen ging, traf ich niemanden im Freien an, und nachdem ich mich geduscht und umgezogen hatte, ging ich ins Hauptgebäude.

Nach meiner Rückkehr vom Arvon Centre wurde ich dank

Sylvia von einem meiner hartnäckigsten Probleme erlöst. Es gelang ihr im Handumdrehen, fast wie von selbst.

Manchmal wachte ich nachts in einem Panikanfall auf. Mir brach dann immer der kalte Schweiß aus, ich rang um Atem, und Adrenalin pulsierte in meinem Blut. Diese Panikanfälle kannte ich schon seit mehreren Jahren. Vor einigen Monaten hatte Sylvia einen Artikel in der Sonntagszeitung über eine Testreihe des *Royal Manchester Infirmary* über Panikanfälle gelesen, in dem freiwillige Testpersonen gesucht wurden.

Ich rief an, und mir wurde gesagt, daß sie mich untersuchen wollten. Einige Tage danach ging ich ins Krankenhaus zu einem Termin mit Frau Dr. Miller. Sie machte als Leiterin dieser Untersuchungsreihe einen sehr jungen Eindruck. Aber in unserem Gespräch merkte ich bald, wie kompetent diese Frau war. Sie erklärte mir, wie die Panikanfälle untersucht werden, und da man nicht auf das natürliche Auftreten einer Panikattacke warten könne, ruft man sie dadurch hervor, indem man den Patienten $CO_2$ inhalieren läßt.

Später erzählte ich Sylvia alles darüber.

Letzte Woche wurde mir plötzlich klar, daß ich seit mehreren Monaten keinen Panikanfall mehr gehabt hatte. Ich erwähnte dies gegenüber Sylvia, und sie erwiderte ganz nüchtern: »Natürlich nicht, ich habe die Heizung ein bißchen heraufgedreht.«

Ich meinte schon, sie hätte mich mißverstanden und fragte: »Was hat das denn damit zu tun?«

»Na ja, ich stellte fest, daß du immer Panikanfälle hast, wenn du frierst. Also habe ich die Heizung ein bißchen heraufgedreht, und schon war Schluß mit den Anfällen.«

»Wie bist du auf die Idee gekommen, daß mein Frieren die Anfälle verursachen könnte?«

»Nein, eigentlich nicht dein Frieren. Aber ich merkte, daß du die Bettdecke immer über deinen Kopf ziehst, wenn dir kalt ist. Manchmal fragte ich mich, wie du überhaupt Luft bekommst, und dann erinnerte ich mich, daß du erzählt hast, daß sie bei der Testreihe $CO_2$ verwenden, um die Panikanfälle auszulösen. Also dachte ich mir, das könnte die Ursache deiner Anfälle sein. Ich drehte also die Heizung etwas herauf, du hast die Bettdecke nicht mehr über den Kopf gezogen und seitdem hast du keine Anfälle mehr.«

Ich stand ganz verdattert da und nahm sie dann in meine Arme.

Sie hatte eines meiner Probleme für immer aus der Welt geschafft und sich noch nicht einmal die Mühe gemacht, es mir zu sagen.

Ein Szenario kam mir ins Gedächtnis: Sylvia kam vom Einkaufen zurück, und als ich sie frage, ob sie mir irgend etwas zu erzählen hätte, antwortete sie: »Nein, eigentlich nicht. Ich bin nur schnell mal zum Postkasten gegangen, um einen Brief einzuwerfen. Auf dem Rückweg habe ich eine Therapie für Krebs entwickelt und gemerkt, daß Brot um zwei Pence teurer geworden ist. Ach ja, etwas wollte ich dir noch erzählen. Ich habe Frau Jones getroffen, und sie hat mir erzählt, daß ihre Katze geworfen hat.«

Ich weiß nicht, ob ich alle meine verlorenen Erinnerungen wiedererlangen werde. Einige Dinge, speziell Dinge sprachlicher Natur, sind anscheinend für immer verschwunden.

Andere Kenntnisse kommen allmählich wieder. Meine Schwester Valerie rief mich heute morgen voller Panik an, weil sie das DOS-Verzeichnis auf ihrem Computer gelöscht hat. Da ihr »Wiederherstellungs«-Programm auch gelöscht worden war, wußte sie sich nicht mehr zu helfen.

Ich dachte einen Moment nach. »Wenn du jetzt auflegst, schicke ich dir eine Kopie meines »Wiederherstellungs«-Programms per Modem.«

»Schon, Louis, an das habe ich auch schon gedacht. Aber das geht nicht. Ich kann es nicht auf meine Festplatte kopieren, weil ich dann alle meine anderen Dateien verliere. Wie soll ich dein Programm anwenden, wenn ich es nicht vorher kopieren kann?«

»Kein Problem! Kopiere es auf eine Diskette, gib in der Kommandozeile A:\ ein und dann ›Unerase C:\DOS.‹« Mir schien das jetzt alles so selbstverständlich. Vor ein paar Monaten hätte ich ihr Problem nicht auch nur ansatzweise lösen können.

Nach meiner Rückkehr aus dem Arvon Centre begann ich, lauter kleine Arbeiten zu verrichten, die vernachlässigt worden waren. Ich war gerade dabei, wieder eine Tür einzuhängen, als beim Anziehen der Kopf an einer Messingschraube abbrach. In meiner Werkzeugkiste suchte ich nach Ersatz. Zuerst wählte ich eine ähnliche Messingschraube aus, nahm aber dann statt dessen eine Stahlschraube. Ich hielt kurz inne und erinnerte mich, wie einmal mein Vater die vordere Gartentür betrachtet hatte. Er hatte starke Stahlscharniere angebracht und wandte sich dann zu mir um: »Diese Scharniere und Schrauben müssen regelmäßig gestrichen werden«, sagte er. »Sonst fangen sie bald an zu rosten. Das ist deine Aufgabe, also denke immer dran.«

»Ja, du hättest Messing verwenden sollen«, meinte ich. »Dann würde nichts rosten.«

»Das mag vielleicht sein«, erwiderte er. »Aber Stahlschrauben sind stärker.«

Diese Erinnerung hatte für mich eine tiefe und befriedigende Bedeutung. Die Alzheimer-Krankheit greift das Erinnerungsvermögen an. Kurz zurückliegende Ereignisse werden zuerst verloren und allmählich die länger zurückliegenden. Die Erinnerung an Ereignisse aus meiner Kindheit war mir zwei Jahre lang unmöglich gewesen.

Einige Patienten scheinen in der Lage zu sein, sich an weit zurückliegende Ereignisse deutlich zu erinnern. Aber das, wovon sie eigentlich erzählen, sind Ereignisse, von denen sie vorher schon viele Male erzählt haben. Dies hat das Gedächtnis ständig aufgefrischt. Möglicherweise erinnern sie sich überhaupt nicht an die Vergangenheit, sondern nur an ihre Wiedergabe.

Die Erinnerung, die in meinem Gedächtnis auftauchte, war etwas anderes. Ich hatte daran die letzten 50 Jahre nicht mehr gedacht und es sicherlich keinem anderen erzählt. Es handelte sich nur um eine hingeworfene Bemerkung, die ich in der Flatterhaftigkeit der Jugend vergessen hatte. Sie kehrte jetzt kristallklar wieder und überzeugte mich davon, daß es in meinem Kampf gegen die Krankheit aufwärts ging.

*Sylvia erzählt:*

Das Zusammenleben mit Louis ist jetzt, seit seiner Rückkehr vom Arvon Centre, sehr viel einfacher. Ich kann jetzt viel mehr unternehmen, kann ihn zum Beispiel alleine lassen, wenn ich einkaufen gehe. Aber ich hinterlasse immer noch aus Gewohnheit Notizen zu Hause, auf denen steht, wann ich wieder zurück bin.

Es ist so angenehm, zusammen ausgehen zu können, ohne sich Sorgen machen zu müssen – zum Beispiel in den Park oder in die Stadt oder in die Bücherei. Ihm scheint es mit jedem Tag besser zu gehen – und er ist fast schon wieder der Alte.

# XI

## *Heimkehr*

Um vom Arvon Centre nach Hause zurückzukehren, entschied ich mich für eine Zugfahrt. Das würde viel schneller gehen, und ich hatte das Gefühl, daß ich durch den Gedanken, nicht jeden Moment aussteigen zu können, nicht mehr befangen sei. Ich war schon seit Jahren nicht mehr mit dem Zug gefahren und freute mich jetzt darauf.

Die Reise war eine richtige Enttäuschung. Der Zug entbehrte jeglicher Aura von Aufregung und Erwartung, wie ich sie in Erinnerung hatte. Der Waggon war schmutzig, roch nach ungewaschenen Menschen und hatte nicht den strengen Geruch von Rauch und heißem Öl, den ich so geliebt hatte.

Die Fenster waren so verschmiert, daß man kaum durchsehen konnte. Selbst wenn man mit einem Taschentuch eine Stelle säuberte (woraufhin das Taschentuch sofort schwarz wurde), brachte das nicht viel, denn die Fenster waren an der Außenseite genauso dreckig. Die Sitze waren verschlissen und unbequem, überall waren Graffiti hingesprüht. Ich hätte mit dem Bus heimfahren sollen. Ich konnte mir gar nicht erklären, warum ich mich so auf die Zugfahrt gefreut hatte.

Selbst Nostalgie ist heute nicht mehr das, was sie einmal war.

Während der Zugfahrt hatte ich Zeit, über die Alzheimer-Krankheit und die Folgen nachzudenken. Ich schlug in meinem Notizbuch zwei Einträge nach, die ich kurz nach der ersten Diagnose angefertigt hatte. Die erste war eine Definition aus der *Enyclopaedia Britannica*:

»*Alzheimer-Krankheit. Eine verheerende und unheilbare Krankheit.*«

Die zweite stammte aus dem *Oxford English Dictionary*:

»*Unheilbar. Etwas, das nicht geheilt werden kann.*«

Ich glaube, daß eine Definition oder sogar beide Definitionen falsch sind. Ich bin der Meinung, daß den Wörterbuchdefinitionen der Zusatz »momentan« hätte hinzugefügt werden sollen.

Keine Krankheit ist unheilbar: Es verhält sich nur so, daß die Ärzte noch keine Kenntnisse über die Heilmethoden haben.

Wenn sie die Kenntnisse haben, wird die Krankheit nicht von einer unheilbaren zu einer heilbaren. Es handelt sich um dieselbe Krankheit, aber die Kenntnisse der Ärzte sind andere.

Vielleicht ist dies nur ein kleiner Unterschied, vielleicht ist es auch Haarspalterei. Aber ich glaube, es ist wesentlich weniger traumatisch, wenn ein Arzt einem eröffnet, daß man an einer Krankheit leidet, von deren Heilung er keine Kenntnis hat, statt einem mitzuteilen, daß die Krankheit unheilbar ist.

Ich glaube, das Schlimmste, was ein Mensch tun kann, wenn ihm die Diagnose Alzheimer-Krankheit gestellt wird, ist das Aufgeben aller Hoffnung und das Versinken in Apathie. Wenn dieser Mensch etwas gegen die Krankheit unternimmt, egal was, Hauptsache etwas, das Hoffnung und Stimulation erzeugt, dann wird er, selbst wenn die Bemühungen nichts fruchten, eine höhere Lebensqualität haben, wenn er versucht, etwas an seinem Zustand zu ändern, statt in einem Sumpf der Verzweiflung zu versinken.

Das mindeste, das er beachten sollte, ist, daß er kein Aluminium mehr zu sich nimmt.

Es erstaunt mich, daß bisher noch keine Maßnahmen getroffen wurden, die den Verkauf von Medikamenten, die Aluminium enthalten, unterbinden. Manchmal würde ich mich gerne vor die Apotheke stellen und die Leute zum Boykott dieser Medikamente aufrufen. Ich weiß, daß einige Ärzte die Meinung vertreten, daß keine Verbindung zwischen der Alzheimer-Krankheit und Aluminium besteht. Aber die Mehrheit der Ärzte nimmt den Gegenstandpunkt ein, und ich habe noch keinen Arzt gehört, der behauptet, daß Aluminium gut für einen ist.

Ich erinnere mich, wie entsetzt meine Mutter war, wenn sie sah, wie ich als kleines Kind an einer Münze lutschte. Sie erzählte mir, daß Kupfer ein tödliches Gift sei, und seitdem bin ich davor auf der Hut. Die meisten Leute sind sich über die Gefahren durch Bleivergiftung im klaren, und die Wasserwerke lassen allmählich die Bleiwasserrohre ersetzen. Ich denke, wir sollten uns noch mehr Gedanken um Aluminium machen, das meistverbreitete Metall auf der Erde.

Früher konnte ich mich in einigen afrikanischen Sprachen wie Kisuaheli, Embu, Meru und Kakwa verständigen. Diese Fähigkeit ist verschwunden, ebenso meine Kenntnisse einiger Programmiersprachen.

Ich versuche, bei meiner Schriftstellerei Klischees zu vermeiden. Vielleicht verzeiht man mir am Ende meiner Erzählung zwei davon. Ich mag »mit geliehener Zeit« leben, aber »die Kirschen in Nachbars Garten sind die süßesten«.

Dr. Sherpa erzählte mir vor kurzem, daß er stets auf alles vorbereitet war, weil noch immer so wenig Erkenntnisse über meine Krankheit bestehen. Aber er kann noch immer nicht sagen, daß ich die Krankheit möglicherweise nicht habe. Ich glaube, er wollte mir sagen, daß ich möglicherweise nicht mehr krank bin, er sich das aber nicht eingestehen wolle.

Vielleicht bin ich nicht mehr krank, aber ich möchte nicht von meinem Pfad abweichen, um das herauszufinden. Möglicherweise habe ich die Krankheit momentan nur unter Kontrolle, und sie wartet nur darauf, wieder auszubrechen, wenn ich in meiner Aufmerksamkeit nachlässig werde.

Darauf kann sie lange warten.

# Nachwort

Ich werde von nun an all meine Zeit und Energie und die Erlöse dieses Buches darauf verwenden, um die Erforschung der Alzheimer-Krankheit zu unterstützen. Ich freue mich über Informationen von Forschungseinrichtungen, die Zuschüsse benötigen. Ich kann mir keine bessere Verwendung der Erlöse dieses Buches vorstellen, als die Erforschung dieser schrecklichen Krankheit zu fördern.

Ich vertrete die Theorie, daß die Alzheimer-Krankheit allein durch Aluminium verursacht werden kann (seitdem ich dies geschrieben habe, bin ich zu der Erkenntnis gekommen, daß eher Quecksilber verantwortlich zu machen ist: siehe unten). Ich habe Maßnahmen unternommen, um es aus meinem Leben zu verbannen. Ich glaube, das ist der Grund, warum es mir jetzt so viel besser geht. Lassen Sie mich eine Hypothese aufstellen. Blei ist ein kumulatives Gift; nehmen wir an, Aluminium ist dies auch. Die Krankheit ist durch sehr langsames Fortschreiten gekennzeichnet.

Mir kam ein Gedanke. Vielleicht ist die Bezeichnung »Krankheit« falsch für dieses Symptom. Wäre es nicht möglich, daß es sich um gar keine Krankheit handelt, sondern nur um eine Reaktion des Körpers auf eine Aluminium- oder Quecksilbervergiftung? Vielleicht ist die kontinuierliche Degeneration der Patienten nicht eine Folge des Krankheitsverlaufs, sondern nur die Folge einer beständigen und kontinuierlichen Kontamination mit einem kumulativen Metallgift. Mich würden Erkenntnisse über Forschungen interessieren, ob bei einem Patienten die Symptome verlangsamen oder zum Stillstand kommen, wenn er keines dieser Metalle mehr zu sich nimmt.

Ich glaube, daß eine Verbindung mit Aluminium oder Quecksilber besteht (die Ärzteschaft scheint sich darüber uneinig zu sein). Ich sah einmal ein Diagramm, das die Zunahme der Alzheimer-Krankheit in diesem Jahrhundert zeigte, das über ein ähnliches Diagramm der Zunahme der Verwendung von Aluminium und ein Diagramm der Zunahme des Einsatzes von Amalgam-Füllungen gelegt war. Leider kann ich mich nicht mehr erinnern, wo ich es gesehen hatte. Ich wäre also dankbar, wenn mir ein Leser eine Kopie zuschickt, wenn er eine ähnliche Darstellung findet. Ich möchte ein weiteres Buch über die Alzheimer-Krankheit schreiben, und mir ist jede Anregung der Leser willkommen.

Gibt es Maßnahmen, die ich einem Alzheimer-Patienten oder seinem Betreuer rate? Ja, zunächst einmal entfernen Sie alle Medikamente, Kochutensilien, Behälter oder Verpackungsmaterialien, die Aluminium enthalten. Ich würde das jedem empfehlen, denn wir sind alle potentielle Opfer. Ich persönlich verkehre nicht mehr wie früher in Restaurants oder Hotels, da diese normalerweise Aluminiumkochgeschirr verwenden.

Zur Unterstützung des Abbaus von Aluminium im Körper empfehle ich Magnesium, das zum Beispiel in Multivitamintabletten enthalten ist.

Im einem Buch von Dr. Michael A. Weiner, »Reducing the Risk of Alzheimer's«, wird erwähnt, daß Lecithin

Phosphatidyllcholin enthält. Ich zitiere: »Jeder Stoff, der die Menge von Acetylcholin im Gehirn steigert, ist von großem Nutzen in der Behandlung der Alzheimer-Krankheit und anderer seniler Demenzen.« Das Buch enthält eine Liste von Nahrungsmitteln, die Lecithin enthalten. Dazu zählen Eigelb, Bierhefe, Sojabohnen, Fisch, Rinderleber, Erdnüsse, Weizenkeime und Vollkorn. Ich habe dafür gesorgt, daß meine Ernährung genug Magnesium und Lecithin enthält, und vielleicht ist das ja der andere Grund für meine Genesung.

Das mentale Training, das ich absolviert habe, kann unter Umständen für viele Patienten nicht sinnvoll sein. Unter Umständen hat es bei meiner Genesung überhaupt keine Rolle gespielt.

Ich bin jetzt bezüglich dieser Krankheit symptomfrei. Die Maßnahmen, die ich zur Krankheitsbekämpfung ergriffen hatte, waren rigoros und anstrengend. Ich frage mich, ob ich sie noch einmal anwenden würde. Ein Symptom der Krankheit ist die Abnahme der geistigen Leistungsfähigkeit, Energie und Entschlossenheit. Es ist fraglich, ob ich die Therapie hätte durchführen können, wenn ich nicht schon angefangen hätte, bevor sie voll ausgebrochen war.

Es besteht die Möglichkeit, daß ich überhaupt nicht an der Krankheit litt. Vielleicht haben sich alle Ärzte getäuscht. Aber an dieser Theorie habe ich starke Zweifel.

Der Leser soll das Urteil fällen, aber geben Sie auf keinen Fall Ihre Hoffnung auf. Jeder, mit dem Sie sprechen, wird Ihnen sagen, daß es keine Hoffnung mehr gibt, wenn die Diagnose Alzheimer-Krankheit einmal gestellt ist. Sie haben unrecht! Es gibt immer Hoffnung. Ich glaube, daß ich an der Alzheimer-Krankheit litt und daß ich genesen bin. Wenn ich recht habe, dann gibt es auch Hoffnung für andere.

Wenn ich unrecht habe und mir die falsche Diagnose gestellt wurde und ich nie an der Alzheimer-Krankheit litt, dann gibt es auch Hoffnung für andere: die Hoffnung, daß auch ihre Diagnose sich als falsch herausstellt. Ich hatte alle üblichen Symptome, und alle erforderlichen Untersuchungen wurden durchgeführt, um andere Ursachen auszuscheiden. Obwohl eine hundertprozentige Alzheimer-Diagnose erst nach dem Tod des Patienten gestellt werden kann, muß doch festgehalten werden, daß auch bei anderen eine Fehldiagnose vorliegen kann, wenn dies bei mir der Fall war.

Einige behaupten, daß ein traumatisches Erlebnis die Krankheit auslösen kann.

Die weitaus traumatischste Erfahrung, die ich je gemacht habe, war die Mitteilung der Diagnose und daß ich unheilbar krank sei.

Wenn bei mir eine Fehldiagnose vorliegt, wieviel Patienten gibt es dann, die ihr Leben mit einem ähnlichen Mißverständnis verbringen? Wenn sie überzeugt wurden, daß sie an der Krankheit leiden, werden sie vielleicht weiterhin umsonst die Symptome zeigen. Aber wenn ihnen die geringste Hoffnung gegeben wird, daß es eine Heilungsmöglichkeit gibt oder daß eine Fehldiagnose vorliegen kann, dann haben sie einen Grund, weiterzuleben und können sehr wohl genesen.

Manchmal haben mir Schwestern und andere Angestellte von Pflegeheimen erzählt, daß sie den Verdacht haben, daß eine Reihe von Alzheimer-Kranken, die sie betreuen, nicht an der Krankheit leiden. Aber da in der Ärzteschaft das Dogma vorherrscht, daß keine Therapie bekannt ist, ist die einzige Möglichkeit für den Arzt, solche Patientendiagnosen zu revidieren, das Eingestehen einer ursprünglichen Fehldiagnose. Dies tun sie natürlich äußerst ungern.

## Aluminium

Aluminium ist das bei weitem am meisten verbreitete Metall auf der Erde. Es bildet 8 Prozent der Erdkruste. Von allen Elementen sind nur Sauerstoff (47 Prozent) und Silicon (28 Prozent) häufiger. Es zeigt eine starke Affinität zu Sauerstoff. Dies erklärt, warum es etwa bis zum Jahr 1880 allen Versuchen widerstanden hat, es in der elementaren Form zu erhalten. Bis 1888 war es kommerziell nicht verfügbar. Erst zu diesem Zeitpunkt ließ sich Bayer das Verfahren der Aluminiumabscheidung aus Bauxiterz patentieren.

Es wurde seit der Jahrhundertwende immer mehr für die Produktion von Töpfen, Pfannen und anderen Gegenständen zur Zubereitung von Speisen verwendet. Heute ist die Verpackungsbranche der größte Verbraucher von Aluminium. Viel Aluminium wird bei der Erzeugung vom Getränkebehältern verwendet, und viele dieser Getränke sind kohlensäure- und säurehaltig.

Der Deutsche Alois Alzheimer entdeckte 1903 als Erster eine physische Ursache für Demenz. Er publizierte seine Erkenntnisse 1906, als er die Veränderungen des Gehirns einer Frau beschrieb, die später als Alzheimer-Krankheit bekannt wurde.

Seit der Entdeckung der Alzheimer-Krankheit nimmt deren Auftreten zu. Die zunehmende Zahl der Alzheimer-Patienten verläuft nahezu parallel zur Zunahme der Verwendung von Aluminium.

Obduktionen von Alzheimer-Kranken ergaben hohe Konzentrationen von Aluminiumsalzen in den Gehirnzellen. Als die Plaque, die das Gehirn von Alzheimer-Kranken bedeckt, untersucht wurde, wurde stets herausgefunden, daß in der Mitte immer ein paar Moleküle Aluminium enthalten waren.

Obwohl Aluminium mit Speisen und Wasser aufgenommen wird, scheiden normal gesunde Menschen das meiste wieder aus. Aber bei einem geringen Prozentsatz von Menschen, deren Blut-Gehirn-Barriere vielleicht geschwächt ist, bleibt es im Körper und kann ins Gehirn gelangen.

In wissenschaftlichen Untersuchungen verursachte Aluminium Gehirnknäuel und Gedächtnisverlust, wenn es Tieren injiziert wurde. Die Knäuel ähneln den Neurofibrillenknäueln von Alzheimer-Kranken.

Wissenschaftler des *Brain Bank Laboratory* in Cambridge haben herausgefunden, daß Aluminium Veränderungen am Tau des Gehirns verursacht. Tau ist ein Protein, das für ein gesundes Gehirn essentiell für die Aufrechterhaltung der neurologischen Leitungen ist. Die Veränderungen, die gefunden wurden, ähneln den Veränderungen, die bei der Obduktion von Alzheimer-Kranken festgestellt werden konnten.

Vor kurzem zeigten Dialysepatienten mitunter eine Form von Demenz, die der Alzheimer-Krankheit glich. In der Dialyseflüssigkeit wurde Aluminium festgestellt. Sobald das Aluminium entfernt wurde, tauchte die Demenz nicht mehr auf.

Im Januar 1989 veröffentlichte die Zeitschrift *Lancet* einen Artikel, der die Verbindung zwischen Aluminium im Trinkwasser und dem Auftreten der Alzheimer-Krankheit bei Personen unter 70 Jahren zeigte. Dies wurde in 88

Distrikten in England und Wales untersucht. Die Untersuchung ergab, daß das Risiko einer Erkrankung an Alzheimer in Gebieten um 150 Prozent höher war, in denen die Konzentration von Aluminium im Trinkwasser zehnmal so hoch war wie normal.

Ich halte es für angebracht, daß jeder sich vergewissert, daß er sich nicht selbst mit Aluminium vergiftet und möglicherweise alles Aluminium, das er in seinem Körper absorbiert hat, ausschwemmt.

Ich erwähnte es bereits: Entfernen Sie alle Medikamente, Kochutensilien, Behälter oder Verpackungsmaterialien, die Aluminium enthalten. Trinken Sie keine säurehaltigen Getränke wie Cola aus Aluminiumdosen. Wickeln Sie Fleisch oder Geflügel nicht in Aluminiumfolie, bevor sie es in den Ofen schieben. Ich glaube, daß Hitze in Kombination mit dem Fett und den Säften, die auf die Folie spritzen, die Migration von Aluminium in die Speise verursachen könnte. Nehmen Sie keine Magenmittel oder andere Medikamente, die Aluminium enthalten, falls nicht Ihr Arzt es Ihnen verschreibt, um schwerwiegendere Krankheiten zu bekämpfen. (Aber ehrlich gesagt fällt mir keine schwerwiegendere Krankheit ein.) Nehmen Sie sich in acht vor aluminiumhaltigen Deodorants, denn ich glaube, daß Aluminium durch die Hautporen an empfindlichen Stellen, an denen Deodorants normalerweise verwendet werden, in den Körper wandern kann. Kämpfen Sie dafür, daß Ihr Wasserwerk vor Ort Ihrem Trinkwasser kein Aluminium zusetzt. Die meisten Menschen wissen nicht, daß Wasserwerke ein giftiges Metall, Aluminium, zur »Reinigung« des Wassers einsetzen. Da die Kumulation von Aluminium durch Kalziummangel begünstigt zu werden scheint (anscheinend wird im Blut das fehlende

Kalzium durch Aluminium ersetzt), würde ich eine entsprechende Versorgung mit Milchprodukten empfehlen.

Es gibt medizinische Verfahren, Aluminium aus dem Gehirn zu entfernen. Folgende Liste (die im Buch von Dr. Weiner enthalten ist) enthält eine Reihe von schwefelhaltigen Lebensmitteln, die ebenso dazu dienen können: Zwiebeln, Knoblauch, Schnittlauch, roter Pfeffer und Eigelb. Sie können auch zur Entfernung anderer Schwermetalle wie Blei und Kadmium dienen.

Um sicherzugehen, daß mein Körper kein Aluminium einlagerte, aß ich große Mengen dieser schwefelhaltigen Lebensmittel, und allein dies könnte die Ursache meiner Genesung sein.

Übrigens gibt es einen einfachen Test, um festzustellen, ob im Körper ein Aluminiumüberschuß vorliegt. Dieser Test ist die Haaruntersuchung und kann durch ihren Arzt veranlaßt werden. Sie ist unter dem etwas schwerfälligen Namen »flammenfreie atomische Absorptionsanalyse von in Säure aufgelösten Haarproben« bekannt.

Magnesium, das zum Beispiel in Multivitamintabletten enthalten ist, kann auch zum Abbau von Aluminium im Körper beitragen.

Lecithin enthält Phosphatidylcholin und jeder Stoff, der die Menge von Acetylcholin im Gehirn steigert, ist von großem Nutzen in der Behandlung der Alzheimer-Krankheit und anderer seniler Demenzen. Wie bereits oben gesagt, enthalten die Nahrungsmittel Eigelb, Bierhefe, Sojabohnen, Fisch, Rinderleber, Erdnüsse, Weizenkeim und Vollkorn Lecithin. Ich sorgte dafür, daß meine Nahrungsmittel reichlich Magnesium und Lecithin enthielten, und ich glaube, dies hat zu meiner Genesung beigetragen.

*Quecksilber*

Wie bereits erwähnt, halte ich inzwischen Quecksilber für den Quell allen Übels. Ich hoffe, dies weiter erforschen zu können. Momentan könnten folgende Fakten von Bedeutung sein.

Es gibt deutliche Anzeichen dafür, daß Quecksilber das Gehirn schädigt. In einigen Zeitschriften wird dieses Metall in Verbindung mit der Alzheimer-Krankheit gebracht. Lassen Sie nicht zu, daß Ihr Zahnarzt bei Ihnen Amalgam (dessen Hauptbestandteil Quecksilber ist) als Zahnfüllung verwendet. Wenn Sie bereits Amalgamfüllungen haben, ist es besser, wenn auch beunruhigend, sie an Ort und Stelle zu lassen statt sie zu entfernen und durch Keramikfüllungen zu ersetzen. Allein das Herausbohren der Füllungen kann Quecksilberdämpfe hervorrufen, die ins Gehirn dringen können. Wenn Sie allerdings zum Zähneknirschen neigen und ihre Zähne Amalgamfüllungen aufweisen, ist es vielleicht besser, das Risiko des Herausbohrens der Füllungen auf sich zu nehmen, statt ständig den Quecksilberdämpfen ausgesetzt zu sein, wenn das Amalgam zerstört wird. Es gibt eine Kompromißlösung, die ich angewendet habe: Ich ließ meine Füllungen mit weißer Keramik überkronen. Dies erfordert auch einen gewissen Bohraufwand, aber nicht so viel wie bei der kompletten Entfernung des Amalgams. Kinder werden durch Amalgamfüllungen mehr gefährdet als Erwachsene, einfach wegen der Tatsache, daß sie sie wahrscheinlich länger haben. Daher vertrete ich in diesem Fall eher die Meinung, daß es besser ist, die Füllungen zu entfernen und sie durch Keramik zu ersetzen. Es handelt sich um eine schwerwiegende Entscheidung, die für jeden Einzelfall individuell abgewogen werden muß.

Ich studiere jetzt die Inhaltsstoffliste auf Lebensmittelverpackungen viel aufmerksamer als vorher und manchmal bin ich entsetzt, welche Zutaten verwendet werden.

Nehmen Sie als Beispiel die Schokolade von Cadbury's. Ich schaute mir die Inhaltsstoffliste auf der Verpackung an, nachdem ich zwei Stücke gegessen hatte und ganz am Schluß stand Cochenille. Es wäre besser gewesen, ich hätte schon vorher nachgeschaut, denn ich wußte, daß Cochenille vom Cochenille-Käfer stammt. Ich erinnerte mich auch, weil ich in meinen Studien darauf gestoßen war, daß Verbindungen zwischen dem Käfer und Aluminium bestanden. Da ich mich nicht mehr an Einzelheiten erinnern konnte, bat ich Cadbury's schriftlich um weitere Informationen. Ich muß zugestehen, daß Cadbury's mir sehr hilfsbereit die Informationen zukommen ließ, um die ich gebeten hatte. Als ich aber die Antwort durchlas, war ich noch mehr verunsichert über die Tatsache, daß ich die Schokolade gegessen hatte, als vorher. Ein Auszug aus der Antwort:

»Der Begriff Cochenille umfaßt zwei Produkte. Eines davon ist löslich. Beide Produkte enthalten Aluminiumkomplexe von Karminsäure.

Es ist in den Nahrungsmittelvorschriften der Zeugen Jehovas, von Vegetariern, Juden und Veganern nicht zugelassen.

Das Verfahren umfaßt das Ernten der Käferweibchen, kurz bevor das Legen von Eiern einsetzt, Trocknen, Waschen bei 90°C zum Entfernen von Insektenrückständen und anschließende Reaktion mit Aluminium bei 95°C.

Cochenille ist ein zugelassener Farbstoff und sicher und steril. Diese Tatsachen machen Cochenille für die meisten Verbraucher zu einer akzeptablen Zutat. Ich kann aber verstehen, daß Sie subjektive Einwände gegen den Verzehr von Nahrungsmitteln haben, die Cochenille enthalten.«

Ich bin erstaunt, sowohl von der Offenheit von Cadbury's als auch ihrer Naivität zu glauben, daß es Verbraucher als akzeptabel ansehen, Käfer als Zutat für Schokolade zu verwenden. Ich glaube, daß die meisten Verbraucher es nur deshalb als akzeptabel ansehen, weil sie nicht über das Produkt Bescheid wissen.

Zum Schluß möchte ich noch sagen, daß ich in meiner Erzählung den Eindruck eines Prahlhans erweckte. Ich mußte aber dem Leser zeigen, wie schlimm mein Zustand sich verschlechtert hatte. Ich möchte mich hierfür entschuldigen, denn ich halte mich für einen bescheidenen und anspruchslosen Kerl.

Sylvia meint, sie sei froh, daß es jemand tut.

Und das sollte nun das Ende meiner Geschichte sein.

Das Manuskript war geschrieben, durchlief eine zweite und dritte Korrektur, eine letzte Überarbeitung und war bereit zum Versand an den Verleger.

Dann las ich ein Buch, das ich lieber nicht gelesen hätte. Es war ein gut geschriebenes Buch, und der Autor kann nichts dafür, daß ich mir wünsche, es nie gelesen zu haben. Das Buch (»Alzheimer's – Caring for Your Loved One«) von Sharon Fish enthielt einen Artikel am Schluß, der mich zutiefst verwirrte. Er veranlaßte mich, meine Maßnahmen seit meiner ersten Krankheitsdiagnose zu überdenken.

Den Artikel entnahm Sharon Fish selbst einem anderen

Buch, dessen Autor ein Alzheimer-Patient ist. Sein Name ist Robert Davis, ein presbyterianischer Geistlicher. Ich zitiere aus seinem Buch »My Journey into Alzheimer's«:

»Ich gehe zu Gottesdiensten, um Gott zu preisen, aber ich kann nicht singen. Ich kann an den Lesungen oder Gebeten nicht teilnehmen, weil mein Verstand nicht zwei Dinge auf einmal tun kann. Singen und Gruppenlesungen erfordern mehrere Einzelprozesse, die gleichzeitig ablaufen: den anderen zuhören und mein Lesetempo dem ihren anpassen. Eine einfache Sache. Aber für mich jetzt unmöglich.

Plötzlich stehe ich im Gottesdienst, schweigend und ständig verwirrt während des Singens der Hymnen. Ich fühle, daß meine Brüder mich mißtrauisch ansehen und sich fragen, warum ich nicht mitmache. Meine Paranoia setzt ein, und ich frage mich, ob sie wohl denken, daß ich durch mein Schweigen meine Unzufriedenheit mit der Hymne, der Kirche, den Musikern oder den mich umgebenden Menschen zeige. Die Zeit der Freude wandelt sich zu einer Zeit voller Enttäuschung und Angst.

Jetzt würde ich gerne mit Verspätung in den Gottesdienst einsteigen, nach dem Singen der ersten Hymne oder einer folgenden Lesung. Aber aus Anstand tue ich das nicht. Wie ich mich danach sehne, aus vollem Herzen zu singen und dadurch meine ganze Freude auszudrücken, aber ich kann nicht. Die Trauer darüber und das Gefühl, etwas verloren zu haben, erfüllt mich in solchem Maße, daß mir oft die Tränen kommen – Tränen, die nur durch meine Paranoia und meine beständige Angst davor, was die Leute von mir denken, besiegt werden.

In den klaren Augenblicken bin ich immer noch ich selbst.

Die Alzheimer-Krankheit ist wie die Umkehrung des Alterungsprozesses. Nachdem man vom Brunnen der Jugend getrunken hat, ist man in einem Zeittunnel gefangen, ohne auf der Höhe von Schönheit und Stärke Halt zu machen. Grausam werden wir in die Kindheit zurückgestoßen. Zuerst verschwinden die Erinnerungen, dann die Wahrnehmung, Gefühle, Wissen und schließlich im letzten Stadium unser Sprechvermögen und die Fähigkeit, uns um unsere grundlegenden menschlichen Bedürfnisse zu kümmern. Wir treiben geradewegs in das siebte Alter des Menschen, ›ohne Zähne, ohne Sehvermögen, ohne alles‹.

In diesem Stadium, in dem ich meine Gedanken und Gefühle noch kontrollieren kann, muß ich lernen, die Rolle eines Kindes anzunehmen, um alle Gaben, die mir noch bleiben, voll auszunutzen.«

Das sind wundervolle Worte, gut geschrieben und bedeutungsschwanger. Aber sie sagten mir nichts, was ich nicht schon wußte. Es waren nicht die Worte von Robert Davis, die mich verwirrten. Es war die Tatsache, daß er schreiben konnte.

Plötzlich wurde mir klar, warum ich dieses Buch geschrieben hatte. Es war nicht aus dem üblichen Grund, daß ich es veröffentlicht haben wollte, damit andere es lesen können. Zugegebenermaßen war das der vermeintliche Grund, warum ich es schrieb, aber mir ist jetzt bewußt, daß ich mir Illusionen gemacht hatte.

Nein, der Grund, warum ich schrieb, war, mir selbst zu beweisen, daß ich nicht an der Krankheit litt. Ich glaubte nicht, daß ein Mensch mit solch einer Krankheit ein solches Buch schreiben könne. Jetzt weiß ich, daß ich falsch lag. Die Worte von Robert Davis haben mir das Gegenteil bewiesen.

Ein Symptom der Alzheimer-Krankheit ist Selbsttäuschung. Der Patient gibt nicht zu, daß er krank ist. Und ist meine sogenannte Heilung vielleicht nur Selbsttäuschung?

Gibt es vielleicht etwas Schlimmeres als die Alzheimer-Krankheit?

Ja, für mich schon. Was für mich schlimmer wäre, wäre das Wissen, daß ich an der Krankheit leide.

Ich fühle mich wie ein Schwimmer in einem endlosen Ozean mit dem Bewußtsein, daß die Nebelbank bald wiederkommt und meinen Verstand wieder überflutet.

Wird sie sich je wieder zurückziehen?

Ich versuche, an etwas anderes zu denken.

*Seit Fertigstellen dieses Buches im Jahre 1993 ist keinerlei Verschlechterung meines Zustands festzustellen.*

# Anhang

## Deutschland
(Vorwahl 0049; dann bei der Ortskennziffer die Null weglassen)

*Deutsche Alzheimer Gesellschaft e.V.*
Kantstr. 152
10623 Berlin
Tel. 0 30/31 50 57 33, Fax 0 30/31 50 57 35

(Die weitere Liste ist nach den Postleitzahlen geordnet.)

*Alzheimer Gesellschaft Dresden e.V.*
Herr Dr. Friedemann Ficker
c/o St. Marien-Krankenhaus
Selliner Str. 29
01109 Dresden
Tel. 03 51/8 83 22 21, Fax 03 51/8 83 22 12

*Alzheimer-Angehörigen-Initiative e.V.*
Frau Rosemarie Drenhaus-Wagner
Brunnenstr. 5
10119 Berlin
Tel. 0 30/44 33 87 41

*Alzheimer Gesellschaft Berlin e.V.*
Frau Christa Matter
Albrecht-Achilles-Str. 65
10709 Berlin
Tel. 0 30/89 09 43 57

*Alzheimer Gesellschaft Brandenburg e.V.*
Frau Angelika Winkler
Stephensonstr. 24-26
14482 Potsdam
Tel. 03 31/7 40 90 08

*Alzheimer Gesellschaft Lüneburg e.V.*
Frau Kerstin Löding
Am Wienebüttelerweg 1
21339 Lüneburg
Tel. 0 41 31/60 14 50, Fax 0 41 31/60 14 09

*Alzheimer Gesellschaft Hamburg e.V.*
Frau Märte Speetzen
Wandsbeker Allee 75
22041 Hamburg
Tel. 0 40/47 25 38, Fax 0 40/46 09 05 85

*Alzheimer Gesellschaft Norderstedt-Segeberg e.V.*
Herr Ulrich Mildenberger
c/o Beratungsstelle für ältere Bürger
Ochsenzoller Str. 85
22851 Norderstedt
Tel. 0 40/52 88 34 30, Fax 0 40/52 88 38 32

*Alzheimer Gesellschaft Kreis Pinneberg e.V.*
Frau Rita Rohwedder
Rudolf-Breitscheid-Str. 40 b
22880 Wedel
Tel. 0 41 03/1 53 55, Fax 0 41 03/91 96 64

*Alzheimer Gesellschaft Stormarn e.V.*
Herr Bernd Freier
Woldenhorn 3
22926 Ahrensburg
Tel. 0 41 02/82 22 22, Fax 0 41 02/82 22 23

*Alzheimer Gesellschaft Lübeck e.V.*
Frau Beate Schwarz
Engelsgrube 70
23552 Lübeck
Tel./Fax 04 51/7 07 18 52

*Alzheimer Gesellschaft Schleswig Holstein e.V.*
Herr Heinz Jansen
Starnbergerstr. 67
24146 Kiel
Tel. 04 31/78 93 67

*Alzheimer Gesellschaft Oldenburg-Ammerland e.V.*
Frau Leonore Schütte
Postfach 1425
26644 Westerstede
Tel. 0 44 88/42 40, Fax 0 44 88/7 11 23

*Alzheimer Gesellschaft Rotenburg e. V.*
Herr Storm
Goethestr. 19
27356 Rotenburg/Wümme
Tel. 0 42 61/40 66

*Alzheimer Gesellschaft Hannover e.V.*
Frau Christel Zerezke
Försterstieg 1 a
30916 Isernhagen
Tel. 05 11/7 26 15 05

*Alzheimer-Angehörigen-Selbsthilfegruppe e.V.*
Frau Karin Alex
Feldstr. 69
32120 Hiddenhausen
Tel. 0 52 21/6 67 79, Fax 0 52 21/6 75 84

*Alzheimer Gesellschaft Bielefeld e.V.*
Herr Prof. Dr. Clarenbach
Schildescher Str. 99
33611 Bielefeld
Tel. 05 21/8 43 47

*Alzheimer Gesellschaft Mittelhessen e.V.*
Frau Bettina Rath
Geiersberg 15
35578 Wetzlar
Tel. 0 64 41/4 37 42, Fax 0 64 41/4 38 13

*Alzheimer Gesellschaft Dill e.V.*
Herr Hans-Joachim Wagner
Obertor 20
35708 Haiger
Tel. 0 27 77/66 60, Fax 0 27 77/69 49

*Alzheimer Gesellschaft Braunschweig e.V.*
Frau Gertrud Terhürne
Triftweg 73
38118 Braunschweig
Tel. 05 31/2 56 57 40, Fax 05 31/2 56 57 99

*Alzheimer Gesellschaft Sachsen-Anhalt e.V.*
Herr Harald Jaap
Sudenburger Wuhne 4
39112 Magdeburg
Tel. 03 91/6 09 75 97, Fax 03 91/6 09 72 03

*Alzheimer Gesellschaft Düsseldorf-Mettmann e.V.*
Herr Dr. Martin Haupt
Bergische-Landstr. 2
40629 Düsseldorf
Tel. 02 11/9 22 42 01, Fax 02 11/9 22 42 66

*Alzheimer Gesellschaft Kreis Neuss e.V.*
Herr Paul Hermkes
Einsteinstr. 108
41464 Neuss
Tel. 0 21 31/8 45 41, Fax 0 21 31/89 96 56

*Alzheimer Gesellschaft Dortmund e.V.*
Frau Heide Römer
Kattenkuhle 49
44269 Dortmund
Tel. 02 31/7 24 66 11

*Alzheimer Gesellschaft Bochum e.V.*
Frau Christel Schulz
Universitätsstr. 77
44789 Bochum
Tel. 02 34/33 77 72, Fax 02 34/33 24 43

*Alzheimer Gesellschaft Münster e.V.*
Herr Jörg Springmann
Postfach 4008
48022 Münster
Tel. 02 51/78 03 97, Fax 02 51/7 64 03 76

*Alzheimer Gesellschaft Köln e.V.*
Frau Susanne Edelmann
Bartholomäus-Schink-Str. 6
50825 Köln
Tel. 02 21/95 57 02 74

*Alzheimer Gesellschaft Region Trier e.V.*
Frau Johanna Reusche
Konstantinstr. 54
54329 Konz
Tel. 0 65 01/54 76

*Alzheimer Gesellschaft Siegen e.V.*
Frau Liselotte Zabel
Birkenweg 18
57234 Wilnsdorf
Tel. 02 71/39 05 21, Fax 02 71/39 98 78

*Alzheimer Gesellschaft Westerwald e.V.*
Frau Doris Weide
Heuweg 12
57610 Altenkirchen
Tel. 0 26 81/59 45

*Alzheimer Gesellschaft Frankfurt/M. e.V.*
Frau Ruth Müller
Heinrich-Hoffmann-Str. 10
60528 Frankfurt/M.
Tel. 0 69/63 01 71 80, Fax 0 69/63 01 51 89

*Alzheimer Gesellschaft Offenbach e.V.*
Herr Stephan Detig
Gördeler Str. 5
63071 Offenbach
Tel. 0 69/87 87 65 06, Fax 0 69/80 65 20 79

*Alzheimer Gesellschaft Wiesbaden e.V.*
Frau Ingrid Kins
Am Alten Weinberg 32
65207 Wiesbaden
Tel./Fax 0 61 22/7 60 16

*»Hilfen für Menschen mit dementiellen Erkrankungen« im Landkreis*
*Saarlouis e.V.*
Herr Michael Heck
Kaiser-Wilhelm-Str. 4-6
66740 Saarlouis
Tel. 0 68 31/44 42 44, Fax 0 68 31/44 41 40

*Alzheimer Gesellschaft Pfalz e.V.*
Frau Gudrun Andres
Mundenheimer Str. 239
67061 Ludwigshafen am Rhein
Tel. 06 21/56 98 60, Fax 06 21/58 28 32

*Alzheimer Gesellschaft Heidelberg*
Frau Olga Riedinger
Postfach 1253
69221 Dossenheim
Tel. 0 62 21/86 24 01

*Alzheimer Gesellschaft Baden-Württemberg e.V.*
Frau Sylvia Kern
Büchsenstr. 34-36
70174 Stuttgart
Tel. 07 11/2 26 49 20, Fax 07 11/2 26 49 22

*Alzheimer Initiative Baden-Baden/Rastatt*
Herr Max Gander
Schweigenrother Str. 8
76532 Baden-Baden
Tel. 0 72 21/9 18 92

*Alzheimer Gesellschaft Freiburg e.V.*
Herr Dietrich Borchardt
Scheffelstr. 7
79102 Freiburg
Tel. 07 61/ 70 00 61

*Alzheimer Gesellschaft München e.V.*
Frau Inka Rath
Richard-Strauss-Str. 34
81677 München
Tel. 0 89/47 51 85, Fax 0 89/4 70 29 79

*Alzheimer Gesellschaft Mittelfranken e.V.*
Frau Sabine Tschainer
Adam-Klein-Str. 6
90429 Nürnberg
Tel. 09 11/26 61 26, Fax 09 11/2 87 60 80

*Deutsche Alzheimer Gesellschaft Landesverband Bayern e.V.*
Herr Peter Bratenstein
Pillenreutherstr. 41
90459 Nürnberg
Tel. 09 11/43 69 49, Fax 09 11/43 51 71

*Alzheimer Gesellschaft Oberpfalz e.V.*
Frau Dr. Siegrid Woll
Ziegetsdorfer Str. 36
93051 Regensburg
Tel./Fax 09 41/9 45 59 37

*Alzheimer Gesellschaft Würzburg Unterfranken e.V.*
Herr Dr. Wieland Gsell
Füchsleinstr. 15
97080 Würzburg
Tel. 09 31/20 31, Fax 09 31/20 34 25

Neben den regionalen Alzheimer Gesellschaften und Landesverbänden gibt es vielerorts Gesprächs- und Selbsthilfegruppen, deren Adressen Sie über die regionalen Alzheimer Gesellschaften und die Landesverbände erfragen können.

# Österreich

*Österreichische Alzheimer Gesellschaft*
Neurologisches Krankenhaus Rosenhügel
Riedelgasse 5
1130 Wien

*Österreichische Alzheimer Liga*
Psychiatrisches Krankenhaus, 3. Psychiatrische Abteilung
Prim. Dr. Marion Kalousek
Baumgartner Höhe 1
1140 Wien

*Verein für Sachwalterschaft u. Patientenanwaltschaft*
Stättermayergasse 28-30
1150 Wien
Tel. 01/9 82 58 68

*Wiener Patientenanwaltschaft*
Schönnbrunnstr. 7
1040 Wien
Tel. 01/5 87 12 04-0 od. 5 86 36 99

**Wien:**

*Alzheimer Angehörige Austria – Selbsthilfegruppe*
Dkfm. Lisl Pammer, Antonia Croy
Obere Augartenstr. 26-28
1020 Wien
Tel. 01/3 32 51 66
Fax 01/3 34 21 41

*Angehörigengruppe an der Neurologischen Universitätsklinik*
Neurologische Universitätsklinik
Doz. Dr. Peter Dal Bianco, Patricia Treulich
Währinger Gürtel 18-20, Ebene 6 a
1090 Wien
Tel. 01/4 04 00-31 48

*Angehörigengruppe im SMZO*
Psychiatrische Abteilung, Station 38
OA Dr. M. Rainer, A. Croy
Langobardenstr. 122
1220 Wien
Tel. 01/2 88 02-30 38


## *Niederösterreich:*

*Sozialstation Baden*
Herr Vizegm. a. D. E. Kiefer, Dr. Walter Schuchlenz
Pergerstr. 15
2500 Baden
Tel. 0 22 52/8 62 60, Fax 0 22 52/8 62 69-7

*Frau Gertrude Grabenwöger*
Fichtenweg 5
2801 Katzelsdorf
Tel. 0 26 22/7 82 28

*Frau Maria Wilhelm*
Laubendorf 71
9871 Millstadt
Tel. 0 47 66/28 27


## *Steiermark:*

*Landesnervenkrankenhaus*
Abt. für Gerontopsychiatrie
Herr Prim. Dr. F. Yazdani
Wagner-Jauregg-Platz 1
8011 Graz
Tel. 03 16/29 15 01-2 16 od. 2 15

*Soziales Service Graz-Nord*
Frau Gerlinde Stessel
Floßlendstr. 18
8010 Graz
Tel. 03 16/68 71 41
Fax 03 16/68 71 41-41

*Sozialmedizinisches Zentrum Liebenau*
Frau Alexandra Polt
Liebenauer Hauptstr. 104
8041 Graz

*Sozial- und Begegnungszentrum*
Herr Mag. Roland Moser
Maiffredygasse 4
8010 Graz
Tel. 03 16/38 21 31

*Frau Veada Stoff*
Amselgasse 11
8020 Graz
Tel. 03 16/ 27 55 75

*Integr. Soz. und Gesundh. Sprengel*
Herr Werner Klaus
Johann-Böhm-Str. 27
8605 Kapfenberg
Tel. 0 38 62/21 50 03
*Frau Hedwig Rauscher*
Alter Ziegelweg 7-9
3430 Tulln
Tel. 0 22 72/6 19 16

*SHG St. Pölten »Alzheimer und Demenz-Kranke« NÖ Mitte*
AÖ. Krankenhaus, Neurologie
Probst-Führer-Str. 4
3100 St. Pölten
Kontaktpersonen:
Herr Ing. R. Pammer
Tel. 0 27 42/7 84 33,
Frau Traude Izaak
Tel. 0 27 42/25 49 94 od. 06 64/5 93 45 84

*Landesnervenkrankenhaus Gugging*
Frau Dr. Richter, Herr Krennmüller
Tel. 0 22 43/40 12 60 od. 40 12 14

**Burgenland:**

*Frau Wilma Brauneis*
Berggasse 9
7444 Klostermarienberg
Tel. u. Fax 0 26 11/23 91

*Frau Barbara Riedl*
Michael-Urient-Gasse 5
7000 Eisenstadt
Tel. 0 26 82/6 73 81

*Frau Ulrike Macher*
7572 Rohrbrunn
Tel. 0 33 83/31 77

**Kärnten:**

*Herr Reinhold Walcher*
Josef-Schmid-Str. 22
9063 Maria Saal
Tel. 0 42 23/23 39

*LKH Wolfsberg*
Med. Geriatrische Abteilung
Herr Prim. Dr. Ernst Pesec
Paul-Hackhofer-Str. 9
9400 Wolfsberg

**Oberösterreich:**

*Wagner Jauregg Nervenklinik*
Herr Prim. Dr. Lebelhuber
Wagner-Jauregg-Weg 15
4020 Linz
Tel. 07 32/69 21 31 00

*Morbus Alzheimer Selbsthilfe*
Frau Felicitas Zehetner
Kaltenbachstr. 36
4820 Bad Ischl
Tel. u. Fax 0 61 32/2 57 01

*Herr Rudolf Scheinecker*
Hans-Sachs-Str. 4
4600 Wels
Tel. 0 72 42/6 99- 2 10 od. 2 11, Fax 0 72 42/6 99-2 01

*Frau Christine Derfler*
Grünmarkt 25
4400 Steyr
Tel. 0 72 52/4 54 94


*Salzburg:*

*Alzheimer-Angehörigen-Gruppe*
Landesnervenklinik Salzburg
Herr OA Dr. Luthringshausen
Ignaz-Harrer-Str. 79
5020 Salzburg
Tel. 06 62/44 83 30 01

*Amt für Seniorenbetreuung*
Magistrat Salzburg
Frau Eva Maria Dechant
St.-Julien-Str. 20
5020 Salzburg
Tel. 06 62/85 30 18
oder:
Hermann-Gmeiner-Str. 21
5071 Salzburg-Loig

*Salzburger Patientenforum*
Faberstr. 19-23
5024 Salzburg
Tel. 06 62/8 88 92 58

**Tirol:**

*Frau Agnes Wieser*
Schulstr. 5
6161 Natters
Tel. 05 12/54 67 44
*Universitätsklinik*
Dr. Verena Günther
Anichstr. 35
6020 Innsbruck
Tel. 05 12/75 04 36 55

*Gesellschaft für psychische Gesundheit Tirol*
Dr. Monika Kiener
Mitterweg 25a
6020 Innsbruck
Tel. 05 12/5 04 36 33 (Fr. 10-12 Uhr), Tel. 05 12/29 47 03 (privat),
Tel. 05 12/58 84 20 (Mo.-Do. vormittags)

*Frau Hannelore Mark*
Weinberg 21a
6460 Imst/Tirol
Tel. 0 54 12/6 61 07

**Vorarlberg:**

*Sozialsprengel Hard*
Frau Hermi Meusburger
Ankergasse 24
6971 Hard
Tel. 0 55 74/7 55 44 od. 8 33 87, Fax 0 55 74/7 45 44-4

# Schweiz

(Vorwahl 0041; dann bei der Ortskennziffer die Null weglassen)

*Schweizerische Alzheimervereinigung – Sektion Aargau*
c/o Pro Senectute
Bachstr. 111
Postfach
5001 Aarau
Tel. 0 62/8 24 08 62

*Schweizerische Alzheimervereinigung – Sektion beider Basel*
c/o Memory Clinic
Hebelstr. 10
4031 Basel
Tel. 0 61/2 65 38 88

*Schweizerische Alzheimervereinigung – Sektion Bern*
Mädergutstr. 73
3018 Bern
Tel. 0 31/9 81 38 22

*Schweizerische Alzheimervereinigung – Sektion Freiburg*
Rte d'Avry, 3
1753 Matran
Tel. 0 26/4 02 42 42

*Schweizerische Alzheimervereinigung – Sektion Genf*
Chemin des Fins, 27
1218 Le Grand-Saconnex
Tel. 0 22/7 88 27 08

*Schweizerische Alzheimervereinigung – Sektion Graubünden*
c/o Pro Senectute
Alexanderstr. 2
7000 Chur
Tel. 0 81/2 52 44 24

*Schweizerische Alzheimervereinigung – Sektion Jura*
Case Postale 229
2900 Porrentruy
Tel. 0 32/4 65 65 08

*Schweizerische Alzheimervereinigung – Sektion Luzern*
c/o Betagtenzentrum Rosenberg
Rosenbergstr. 2-4
6003 Luzern
Tel. 0 41/4 29 40 40

*Schweizerische Alzheimervereinigung – Sektion Neuenburg*
Case Postale 24
2301 La Chaux-de-Fonds
Tel. 0 32/7 25 24 89

*Schweizerische Alzheimervereinigung – Sektion Schaffhausen*
c/o Kant. Pflegezentrum Schaffhausen
J.-J.-Wepferstr. 12
8200 Schaffhausen
Tel. 0 52/6 44 93 80

*Schweizerische Alzheimervereinigung – Sektion Solothurn*
c/o Pro Senectute
Martin-Disteli-Str. 2
4600 Olten
Tel. 0 62/2 96 64 44

*Schweizerische Alzheimervereinigung – Sektion St. Gallen/Appenzell*
c/o Pro Senectute
Davidtrasse 16
9001 St. Gallen
Tel. 0 71/2 27 60 04 (Mo-Fr 14-17 Uhr)

*Schweizerische Alzheimervereinigung – Sektion Tessin*
Associazione Alzheimer Svizzera
Viale dei Faggi 8
6900 Lugano-Cassarate
Tel. 0 91/9 71 26 62

*Schweizerische Alzheimervereinigung – Sektion Thurgau*
Sternwarte 12
8500 Frauenfeld
Tel. 0 52/7 21 32 54

*Schweizerische Alzheimervereinigung – Sektion Waad*
Case Postale 152
1000 Lausanne 17
Tel. 0 21/3 23 45 81

*Schweizerische Alzheimervereinigung – Sektion Wallis*
Case Postale 2206
1950 Sion 2 Nord
Tel. 0 27/3 22 07 41

*Schweizerische Alzheimervereinigung – Sektion Zug*
c/o Pro Senectute
General Guisanstr. 22
6300 Zug
Tel. 0 41/ 7 27 50 52

*Schweizerische Alzheimervereinigung – Sektion Zürich*
Rieslingstr. 5
Postfach
8044 Zürich
Tel. 01/ 2 52 90 84

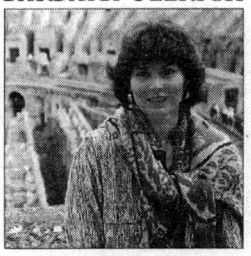

Erfahrungen

## BARBARA ULLRICH

## ICH HABE MICH NIE AUFGEGEBEN

Gerade mal 43 Jahre alt ist Barbara Ullrich, als sie mit einer **Gehirnblutung** ins Krankenhaus eingeliefert wird. Sie übersteht die Krise und dank ihrer unerschöpflichen Energie schafft sie es, trotz ihrer starken Behinderung dem Leben wieder Sinn zu geben ...

Völlig unerwartet wirft Barbara ein Schicksalsschlag total aus der Bahn. Gerade 43 Jahre alt, wird sie mit einer Gehirnblutung ins Krankenhaus eingeliefert. Obwohl ihr Zustand anfangs sehr kritisch ist, überlebt sie. Aber nichts wird wieder so sein wie früher, denn nun ist sie schwach und körperlich behindert.

Doch ihr Zustand bessert sich zusehends, und bald ist alles fast so wie es vor der Erkrankung war – bis es drei Jahre später zu einer erneuten Gehirnblutung kommt. Die einzige Möglichkeit, sie jetzt noch zu retten, ist eine komplizierte Operation. Der Eingriff gelingt, doch Barbara wird für immer stark behindert bleiben. Zunächst verzweifelt sie fast, fühlt sich ausgeschlossen vom »normalen« Leben, glaubt, ihrer Familie nur eine Last zu sein. Trotzdem gibt sie sich nicht auf, und es gelingt ihr, mit unermüdlicher Disziplin nach mehreren Operationen und mit Hilfe alternativer Heilmethoden wieder zu der optimistischen und tatkräftigen Frau zu werden, die sie einst war.

ISBN 3-404-61437-2

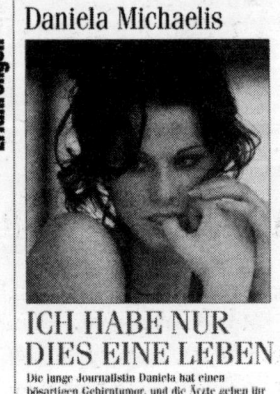

Daniela Michaelis

Erfahrungen

ICH HABE NUR
DIES EINE LEBEN

Die junge Journalistin Daniela hat einen
bösartigen Gehirntumor, und die Ärzte geben ihr
noch sechs Monate zu leben. Doch sie liebt das
Leben viel zu sehr, um kampflos aufzugeben ...

BASTEI
LÜBBE

Als die 29jährige Journalistin Daniela Michaelis zusammen-
bricht, glaubt sie zunächst, nur überarbeitet zu sein. Aber
als die Übelkeit und ein Blinken im Augenwinkel nicht wieder aufhören, läßt sie sich gründlich untersuchen. Zuerst
tippen die Ärzte auf eine Art »Abzeß« im Gehirn – unangenehm, aber nicht lebensgefährlich.
Doch nach einer Computertomographie steht die Diagnose
fest: Sie hat ein Glioblastom, einen Gehirntumor der gefähr-
lichsten Art. Die Ärzte geben ihr keine Überlebenschance;
sie habe nur noch sechs Wochen ohne und sechs Monate
mit Operation zu leben.
Obwohl sie zunächst völlig verzweifelt ist, beginnt Daniela,
sich näher mit ihrer Krankheit zu beschäftigen. Sie will wei-
terleben und wird nicht kampflos aufgeben. Voller Hoffnung
auf ein medizinisches Wunder fliegt sie nach San Francisco
zu Professor Wilson ...

ISBN 3-404-61445-3

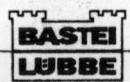

BASTEI
LÜBBE

# DAS GEDÄCHTNIS

## ALAIN LIEURY

Das Gedächtnis: Im Mittelalter eine Quelle göttlicher Erkenntnis für Zauberlehrlinge; für Neurologen und Psychologen im ausgehenden 20. Jahrhundert jedoch ein komplexes und vielschichtiges Phänomen. Um uns mit den Funktionsweisen des Gedächtnisses vertraut zu machen, erläutert Alain Lieury, Professor für Psychologie, die verschiedenen Forschungsergebnisse, zu denen die Wissenschaftler gekommen sind. Dann fragt er nach der Rolle des Gedächtnisses in der schulischen Erziehung. Denn obwohl sich die Schwächen des Gedächtnisses am Ende des Lebens manchmal als grausam erweisen, werden bereits zu Beginn des Lebens bei seinem Aufbau in der Schule wesentliche Prinzipien arg vernachlässigt.

ISBN 3-404-93020-7

**DOMINO**

D O M I N O

BLT

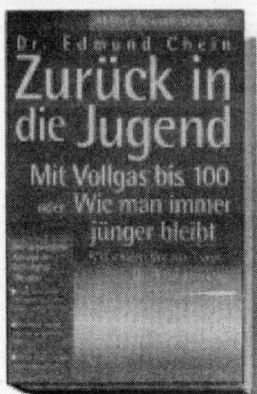

248 Seiten, ISBN 3-7766-2125-7

# Dr. Edmund Chein

## *Zurück in die Jugend*

### Das wegweisende Konzept der Anti-Aging - Medizin

*Die Anti-Aging-Forschung revolutioniert unser Bewußt-sein. Glaubte man bis vor kurzem noch, daß die Symptome des Älterwerdens unvermeidlich sind, weiß man heute, daß Altern eine Krankheit ist, der man verbeugen und die man heilen kann. Mit einem praktisch anwendbaren Programm für jeden, der auch in späteren Jahren körperlich fit und gei-stig aktiv sein möchte.*

**Herbig**